rowohlt
KINDLER

Petra Pellini

DER BADEMEISTER OHNE HIMMEL

Roman

Rowohlt Kindler

Originalausgabe
Veröffentlicht im Rowohlt Verlag,
Hamburg, August 2024

Umschlaggestaltung Designbüro Lübbeke Naumann Thoben
Umschlagabbildung Eric Zener
Satz aus der Questa
Gesamtherstellung CPI books GmbH, Leck
ISBN 978-3-463-00068-8

FSC
www.fsc.org
MIX
Papier | Fördert gute Waldnutzung
FSC® C083411

DER BADEMEISTER OHNE HIMMEL

1

Ich werde vor ein Auto laufen. Die Menschen werden sich um mich scharen und mit weit aufgerissenen Augen auf meine blutenden Wunden starren. Wenn mein linker Arm gut zu liegen kommt, werden sie den Säbelzahntiger auf meinem Unterarm sehen. Die Welt wird stillstehen und endlich wird jemand es aussprechen:

Das Mädchen braucht Hilfe!

Es gibt zwei Menschen, die mich von der Sache mit dem Auto abhalten. Kevin und Hubert. Kevin wohnt um die Ecke, ist voll intelligent und Hubert wohnt im dritten Stock und ist voll dement. Zweiundvierzig Jahre war Hubert Bademeister im Bregenzer Strandbad. Kevin kenne ich seit sechs Jahren, seit ich ihn am Schulweg mitnehmen musste. Ich erinnere mich an den gelben Flaum auf seinem Kopf. Haare konnte man das nicht nennen. Auf jeden Fall war Kevin mein Handgepäck, weil das eben so war, mit seiner alleinerziehenden Mutter und seinem gefährlichen Schulweg. Kevin war mein Klotz am Bein. Bis er neun war, gingen wir stumm nebeneinanderher. Kopfnicken zur Begrüßung. Kopfnicken zum Abschied. Erst als meine Eltern sich trennten, habe ich begonnen, ihn zu mögen. Er war der Einzige, der wusste, was bei mir zu Hause los war. Kevin kennt mich. Hubert jedoch kennt meine Geheimnisse. Bei ihm sind sie sicher, denke ich und bekomme einen Lachanfall.

Kevin und ich sehen uns, wann immer es geht. Hubert sehe ich montags, mittwochs und samstags in seiner gewohnten Umgebung, während seine 24-Stunden-Hilfe Luft schnappt. Gäbe es eine Leistungsbeurteilung für Demente, wäre Hubert Klassenbester. Er hat vergessen, wie man Besteck benutzt und dass man sein Essen isst, wenn es einem vor die Nase gestellt wird. Letzten Mittwoch habe ich ihm seine Haarbürste in die Hand gedrückt. «Mach mal selber, Hubert», habe ich gesagt.

Und er? Er wollte die Bürste dem Mann im Badezimmerspiegel geben. Das mit den Spiegeln, darüber sollte man mal nachdenken. Wenn wir es schon so genau nehmen mit der Gestaltung seiner Umgebung, dann weg mit den Spiegeln. Kein Mensch braucht fünf Spiegel in einer 60-m^2-Wohnung. Letzten Freitag ist er über sein Spiegelbild erschrocken und die Woche zuvor hat er mit sich selbst zu streiten begonnen. Er wollte den Mann im Spiegel aus der Wohnung werfen. Ich kann das verstehen. Das mit dem Spiegel ist mir auch oft zu viel.

Ein Jahr ist es her, dass mich seine Tochter abgepasst hat, unten bei den Briefkästen. Die ganze Zeit über musste ich an diese Nachtfalter mit den hauchdünnen Flügeln denken, so zerbrechlich hat sie ausgesehen. Ohne Betreuung sei ihr Vater völlig aufgeschmissen, hat sie erklärt. Da haben wir etwas gemeinsam, habe ich mir gedacht.

2

Da sitzt er. Die Stimme des Radiosprechers steht zwischen uns. Ich ziehe den Stecker. Aus. Stille. Jetzt hat er mich entdeckt. Ich reiche ihm die Hand. Meine heiß. Seine kalt. Die Spiele sind eröffnet. Jedes Mal frage ich mich, ob er das Mädchen mit den langen, brünetten Haaren erkennt. Er nennt mich du. Ich glaube nicht, dass er mich als fremd einstuft, sonst müsste er die Polizei rufen, wenn ich plötzlich in seiner Wohnung stehe. Mit der Polizei kommt er mir nur, wenn er seine Sparbücher sucht. «Ist mein neues Hobby, mit Hubert Sparbücher suchen», sage ich zu seiner Tochter am Telefon.

Ewa, die polnische Pflegekraft, geht, ohne Gruß, schnell raus. Ich setze mich ihm gegenüber und überlege, ob zwölf Euro in der Stunde leicht oder schwer verdientes Geld sind. Wir spielen Memory, während seine Augen von Zeit zu Zeit zufallen. Ich übernehme seinen Part, spiele gegen mich und sehe zu, wie er gewinnt.

«Hunger, Hubert?», frage ich nach seinem dritten Sieg.

Ich entferne die Rinde vom Weißbrot und streiche Leberwurst darauf. Das mit der Streichwurst kostet mich richtig Überwindung. Ich schneide das Brot und stecke es ihm Stück für Stück in den Mund. Er kaut. Das ist die halbe Miete. «Und runterspülen», sage ich und halte ein Glas Johannisbeersaft an seine aufgesprungenen Lippen. Er nimmt einen winzigen Schluck und spuckt den Saft zurück ins Glas.

«Willst du mich vergiften?»

«Ja, genau», sage ich.

Immer, wenn ich seiner Vergiftungstheorie zustimme, rücken seine Augenbrauen eng aneinander. Ich verwerfe die Idee, mit der geblümten Serviette gegen seinen Mund zu tupfen. Jede Veränderung kann Ärger bringen.

Ist Hubert mit nichts aufzumuntern, ziehe ich drei Brockhaus-Bände aus dem Regal, staple sie übereinander, steige hinauf, hole tief Luft, halte mir die Nase zu und springe vom Beckenrand. Ich schwimme durchs Wohnzimmer. Brustschwimmen. Rückenschwimmen. Kraulen. Delfin. Das ganze Repertoire. Hubert lächelt mich mitleidig an. Lässt ihn der dritte Sprung vom Beckenrand unbeeindruckt, suche ich auf Youtube nach Filmmaterial über Freibäder. Hilft alles nichts, ziehen wir uns Rudi Carrell rein. *Wann wird's mal wieder richtig Sommer*. 1975. Rudi sitzt in der Mitte eines runden Schwimmbeckens. Acht Frauen in roten Badeanzügen schwimmen um den Rudi. Exakt da liegt meine Schmerzgrenze. «Jetzt bin ich dran», sage ich und gebe Julien Bam, *Pool Song*, ein.

Die Zeit vergeht so langsam, dass ich mich frage, wer zuerst stirbt. Ich stecke das Radio wieder ein. Ein Sprecher berichtet vom Klimawandel. Die Medien sind schuld, dass ich meinen Plan bisher nicht durchgezogen habe. Der Gedanke, Kevin im Stich zu lassen, so richtig, das stresst mich. Wer soll ihm sagen, dass er etwas Warmes essen soll oder dass man einen PC auch ausschalten kann? Zudem schläft er kaum. Nächtelang hängt er im Netz, wie ein Fisch, recherchiert und liest den ganzen Müll. Die Tatsache, dass wir die Erde, das Klima, die Eisbären plattmachen und alle, die etwas zu sagen haben, egoistische Idioten sind, macht ihn fertig.

«Nicht gut für die Stimmung», sage ich, wenn er sich zu tief reinlehnt.

«Linda, du hast keine Ahnung», murmelt er.

Ewa nutzt ihre Pause auf die Millisekunde. Hubert sitzt auf der Eckbank in der Küche. Er atmet schnell. Schneller als sonst. Sein Gesicht ist grau. Ich öffne die Bestecklade, checke das Fensterbrett, taste in der Keksdose ins Leere. Offenbar hat Ewa die Zigaretten versteckt. 24-Stunden-Plage, denke ich und lege meine Hand auf Huberts Brust. Fragend schaut er mich an. Ich blicke auf das rechteckige Kästchen, dessen Form sich unter seinem Hemd abzeichnet, zerlege das Wort Herzschrittmacher, greife nach dem Bilderrahmen mit seinem Hochzeitsfoto und tippe mit dem Zeigefinger auf das Gesicht der Braut. Hubert zeigt kein Interesse. Nichts zu holen heute.

Als ich mich von Hubert verabschiede, habe ich ein ungutes Gefühl. Ewa fragt mich, was ich heute noch vorhabe.

«Was ich vorhabe? Nicht viel», antworte ich, «vielleicht ein bisschen Hausarbeit.»

«Auch ich», sagt Ewa und lacht, als hätte sie einen guten Witz gemacht. Hätte ich Geschwister, ließe sich die Hausarbeit mit ein bisschen Streit gerecht aufteilen, aber so bleibt, nachdem Papa seit Jahren weg ist, alles an mir hängen.

Mama schreibt schreckliche Listen:

Wäsche aufhängen.

Glas zum Container bringen.

Katzen-Klo reinigen.

Einkäufe – siehe Zettel

Wobei, ganz ehrlich: Ich mag ihre Listen. Sie halten mich vom Lernen ab.

3

Wenige Stunden später, ich will gerade unter die Dusche, kommt eine Nachricht von Ewa:

Hubert Spittal. Ewa.

Verdammt. Ich denke, dass man Spital mit einem T schreibt und wie gleichgültig Rechtschreibung sein kann und dass Hubert sich im Spital nicht zurechtfindet, weder mit Doppel-T noch mit einem. Schlecht. Ganz schlecht. Ich rufe Kevin an: «Hubert ist im Krankenhaus. Kannst du mitkommen?»

«Sorry, aber da bin ich der Falsche. In Krankenhäusern wird mir übel», höre ich ihn sagen.

Ich erkläre der Nachtschwester, dass Hubert ohne sein Wohnzimmer nicht funktioniert. Sie verweist auf den diensthabenden Arzt und fragt, wer ich bin. Gute Frage, denke ich, lese den Namen auf ihrem Namensschild und habe ihn im selben Augenblick vergessen. Ich verdränge das Bild, wie ich sterbend auf der Straße liege, und während die Krankenschwester Fachausdrücke wie Steine in meine Welt wirft, fühle ich, wie Tränen über meine heißen Wangen rinnen. «Ich bin die Bezugsperson von Herrn Raichl», sage ich, «seine Tochter ist verreist und seine Pflegerin spricht wenig Deutsch.» Ich gebe meine Handynummer an, nehme ein Taschentuch entgegen und warte. Ich spüre den Impuls, meine Handflächen auf mein Herz zu legen, aber das traue ich mich nicht. Ich male mir aus, wie der Diensthabende reagiert, wenn ich ihm sage, dass ich vor ein Auto laufe, wenn er Hubert sterben lässt. Im nächsten Moment fühle ich eine Hand auf meinem Rücken: «Sorry, hab Stuss geredet, tut mir krass leid.»

Erleichtert lege ich den Kopf an Kevins Schulter.

Der Diensthabende ist ein Kind, zumindest sieht er so aus. Hubert würde sein Leben niemals diesem Kind anvertrauen. Ich wische meine Tränen ab und richte mich auf. Jetzt sind wir gleich groß, wobei der Arzt die deutlich besseren Karten hat. Er muss nicht weinen. Ich fühle mich klein, sogar Kevin ist größer. Wie angeklebt liegt Kevins Hand auf meiner Schulter.

Da liegt er. Sanftes Licht fällt auf die Bettdecke. Sein Gesicht, irgendwo in der Dunkelheit – wie sein gelebtes Leben. Kevin sagt, er warte draußen. Ich nicke, hebe lautlos einen Stuhl ans Bett und setze mich.

«Ich bin es», sage ich und greife nach seiner Hand. Meine kalt. Seine heiß. Etwas stimmt nicht. Jemand legt einen Fels auf meine Brust. Immer, wenn etwas nicht stimmt, sehnt man sich nach Alltäglichem. Ich taste nach dem Puls an seinem Handgelenk. Sein Puls geht schnell, zu schnell. Tachykardie nennt man das, habe ich gelesen.

Kevins Leier kommt mir in den Sinn. «Wir sind zu schnell, zu hohe Frequenz», sagt er immer, «wie 5G, viel zu schnell, wir alle.»

Tachykardie, klingt schön. Generell klingen Diagnosen schön. Diabetes zum Beispiel könnte ein Stadtteil oder Tonsillitis könnte eine Pflanze sein, eher eine seltene als eine gewöhnliche. Sogar Influenza klingt zauberhaft. Hätte man mich als Kind gefragt, ob ich Influenza möchte, hätte ich viel davon gewollt. Selbst Myokarditis klingt nicht übel. Kennt man jedoch die Bedeutung, will man nichts davon. So oder so sind Diagnosen nicht von Vorteil. Ist wie mit den Hurrikanen, die will auch keiner, obwohl sie schöne Namen haben.

Acht Tage lang hat Hubert auf der Inneren gelegen, bis die Ärzte sich einig waren, dass er in häuslicher Betreuung besser aufgehoben ist. Hat ihm nicht gutgetan, der Ausflug ins Krankenhaus. Sagt ja schon der Name, dass dort nichts besser wird. Wer Augen im Kopf hat, sieht, dass Hubert stirbt. Jeden Tag wird er weniger. Nur mehr Haut und Knochen. Zudem scheint eine höhere Instanz die Löschtaste in seinem Gehirn zu bedienen.

Worte weg.

Fertigkeiten weg.

Erinnerungen weg.

Er macht auf Rückzug. Vielleicht verstehen wir uns deshalb so gut. Wir haben mehrere Gemeinsamkeiten. Zum Beispiel halten wir uns nicht an Vorgaben. Wir stochern auch nicht in der Vergangenheit herum und wir machen keine Pläne für die Zukunft.

4

Dank der Nachmittage bei Hubert ist meine Woche gut strukturiert. Gegenüber meinen Klassenkameraden bin ich da klar im Vorteil. Ich brauche nicht zu überlegen, was ich mit meiner Zeit anfange.

«Man braucht eine Aufgabe, nicht wahr, Hubert», sage ich und zupfe an seinem Hemdkragen.

«Weg da», zischt er.

«Was ist mit dir?», frage ich.

«Aus dem Weg!» Er drängt mich beiseite. «Ich muss zum Fotografen.»

«Was willst du beim Fotografen?»

«Blöde Frage, mein Personalausweis wurde geklaut», zischt er, während er die Taschen seiner Jacke umstülpt.

Anfangs hatte ich keine Ahnung, worauf ich mich da einlasse. Mittlerweile checke ich ein, schaue, wo der Schuh drückt, und finde Lösungen. Definitiv effektivere Lösungen als die anderen. Eigentlich ist es simpel. Entweder man taucht ein in seine Welt oder man lässt es bleiben. Gegen ihn zu arbeiten ergibt keinen Sinn, ihm etwas aufzudrängen, erst recht nicht. Ist wie beim Surfen, man geht mit der Welle. Wenn ich da an Ewa denke, wie sie den Kopf schüttelt, dass er ihr beinahe vom Hals fällt: «Macht, was will, macht, was will.»

«Logisch, macht, was will», sage ich, «ich mache auch, was will. Wir alle sollten macht, was will machen.»

Mittwochs gibt es seltener Zwischenfälle. Vielleicht liegt es daran, dass Hubert jahrelang mittwochs seinen freien Tag hatte. Wir sitzen in der Puppenküche. Puppenküche deswegen, weil ich von der Eckbank aus mit meinem großen Zeh den Einschaltknopf des Geschirrspülers bedienen kann. Wir schälen Gurken. Genauer gesagt, ich schäle Gurken. Hubert macht keine Hausarbeit. Hat er nie gemacht, hat alles Rosalie gemacht. Ewas Freundin Wanda hat einen Berg Gurken geerntet, die Ewa einwecken will.

«Man kann im Mai Gurken ernten?», frage ich.

«Wanda hat Gewächshaus», erklärt Ewa, «kommt Knoblauch, Karotte, Salz, Pfeffer, Lorbeerblatt, Wacholderbeeren, Senf und Essig.»

Hubert sitzt neben mir und blättert in der Tageszeitung. Der Geschirrspüler gurgelt. Es riecht nach Salbei, den Ewa in großen Büscheln mit roten Schleifen aufgehängt hat.

«So viel?», frage ich.

«Muss», sagt sie mit strengem Blick.

Meiner Meinung nach könnte man sich das Jahresabonnement für die Tageszeitung sparen. An der gestrigen Zeitung vom Nachbarn wäre alles dran, was Hubert braucht. Das Entscheidende an der Tageszeitung ist, dass Huberts Gesichtszüge weich werden, wenn er darin blättert. Alle paar Minuten schaut er hoch, rückt seine Lesebrille zurecht und horcht.

«Erwartest du jemanden?», frage ich.

«Meine Frau», sagt er und deutet zur Wohnungstür.

«Wo ist sie denn?»

«Einkaufen, müsste jeden Moment da sein.»

Dass Rosalie vor sieben Jahren verstorben ist, sage ich ihm nicht. Auf mich wirkt er, als wäre seine Welt in Ordnung.

Hausarbeit, die nicht er macht.

Das Rascheln der Zeitung.

Das Gurgeln des Geschirrspülers.

Das Warten auf Rosalie.

Laut Huberts Tochter waren ihre Eltern ein glückliches Paar. Jetzt, da Hubert die Frau auf dem Hochzeitsfoto nicht mehr erkennt, lässt sich das schlecht überprüfen. Im Grunde hat das mit dem Vergessen auch Vorteile. Nehmen wir an, so ein Rosenkrieg, wie ihn Mama erlebt hat, oder nehmen wir an, der Tag mit dem Auto wäre kommenden Frühling. Dann hätte Mama im Alter von zweiundvierzig eine Scheißscheidung hinter sich und die einzige Tochter durch Selbstmord verloren. Könnte sie diese ganze Tortur vergessen, wäre das Wellness pur, nicht wahr?

5

Bestimmt ist es nicht leicht für Ewa, so weit weg von daheim und Tag und Nacht mit Hubert zusammen zu sein – Knochenarbeit, wirklich! Trotzdem entscheide ich mich für eine klare Ansage: «Wenn du ihm noch einmal sagst, dass Rosalie tot ist, erzähle ich seiner Tochter, dass du ihn Punkt zwölf zum Essen zwingst und ihm die Schlaftablette um sechs statt um acht gibst.»

«Aber muss wissen», sagt Ewa.

«Muss gar nichts wissen», sage ich, «lass ihn in Frieden.»

Und während ich das Wohnzimmer mit großen Schritten verlasse, fällt mir ein, wie ich Ewa unter Druck setzen kann. Entschieden mache ich kehrt: «Sonst kannst du deinen Bonustag vergessen.»

Ewas Augen werden groß.

«Es reicht, wenn man einmal im Leben vom Tod seiner Frau erfährt. Das muss bei Gott nicht täglich sein!»

«Und Bonustag?» Ewa schaut wie ein Lamm.

«Kein Bonustag», zische ich.

Jeden zweiten Mittwoch ist Bonustag. Am Bonustag betreue ich Hubert eine Stunde länger als sonst, während Ewa ihre Freundinnen Wanda und Aleksandra trifft.

Kaffee trinken.

Handarbeiten.

Haare färben.

Nägel malen.

Schminktipps tauschen.

Internetgeschäfte.

Oft sagt Ewa, ihre Freundinnen seien Gold wert und dass beide einen besonderen Platz in ihrem Herzen haben.

Unglaublich, wie viele Menschen in Ewas Herz Platz haben, denke ich.

Die drei Freundinnen haben ein ähnliches Schicksal.

Wanda, gelernte Kfz-Mechanikerin, Firma kaputt.

Aleksandra, gelernte Kosmetikerin, Firma kaputt.

Ewa, Näherin, Firma kaputt.

Heute hat Ewa mich gebeten, eine halbe Stunde früher hier zu sein. In beiden Händen hält sie vollgestopfte Stofftaschen. Wer weiß, was sie wieder vorhat. «Musst du gleich los?», frage ich.

«Bisschen zu früh», sagt sie und lächelt.

Am Bonustag sieht man Ewa ihr Glück an.

«Die Internetgeschäfte laufen?», frage ich, während Ewa einen aufklappbaren Spiegel aus ihrer Handtasche hervorholt. Ewa nickt und beginnt, mit kleinen zupfenden Bewegungen ihre Wimpern zu sortieren.

«Die Menschen kaufen von Hand bestickte T-Shirts?»

«Viele, viele», antwortet sie und zieht ihre Mundwinkel bis zu den goldenen Kreolen an ihren Ohren. Ich schüttle den Kopf und nutze Ewas gute Laune für ein bisschen Konversation.

«Und dein Freund? Wie war noch mal sein Name?»

«Marek», sagt sie, «Marek Dabwroski.»

«Was macht ihr, wenn ihr euch in Polen trefft?»

«Spazieren, tanzen, kleine Reise, Sex nicht», sagt sie.

Ich versinke im Boden.

«Bin ledig, weil vegetarisch», sagt Ewa.

«Das ist doch Blödsinn, Ewa. Ich kenne niemanden, der so wunderbar Naleśniki bäckt und so akkurat Ordnung hält, wie du das machst. Der Mann, der dich bekommt, der kann sich glücklich schätzen.»

Ewa richtet sich auf und lächelt verlegen.

«Was hast du eigentlich gelernt, Ewa?»

«Erste-Hilfe-Kurs.»

«Und sonst?»

«Nix.»

«Nichts?»

«Näherin bei Firma, aber Firma kaputt.»

«Kam der Pleitegeier?»

«Warum Vogel?»

«Ach, vergiss es.»

Ewa positioniert sich breitbeinig, zeigt mir ihre Handflächen und sagt: «Hände, Gehirn und gesundkern.»

Ich lache laut, gehe auf sie zu und nehme sie in meine Arme.

«Kerngesund, Ewa, das heißt kerngesund.»

Ewa wird fünf Zentimeter kleiner und weint.

6

«Hilf mir doch mal», sage ich zu Hubert und lege ihm einen grünen Tupperware-Schäler in die rechte und eine mittelgroße Kartoffel in die linke Hand. Er dreht und wendet den Schäler, beschaut ihn genau, legt ihn wie ein rohes Ei auf den Tisch, kullert die Kartoffel hin und her, bringt sie neben dem Schäler zum Liegen und breitet behutsam die Zeitung darüber, als würde er ein Kind schlafen legen. «Was soll das denn», schimpfe ich und komme mir im nächsten Moment dumm vor. Könnte er mir erklären, was das soll, wäre ich zu Hause, Ewa bei Familie XY und der Nachtfalter könnte seine Flügel ausbreiten.

Vorgestern hat Huberts Tochter geweint. Man hat ihr angesehen, wie elend ihr zumute war. Ich habe mitbekommen, wie sie zu ihm sagte, sie meine, alles im Griff zu haben, aber es fühle sich verdammt noch mal nicht so an. «Sag doch auch mal was!», hat sie Hubert angeschrien, aber der war gerade damit beschäftigt, einzelne Trauben in ein Teeglas zu werfen. Sie war in die Küche gelaufen, Schultern bis zum Boden und tausend Tränen. Ich wollte zum Kühlschrank, machte auf der Schwelle kehrt, aber irgendwie war ich schon mittendrin im Schlamassel. So, wie sie drauf war, konnte ich sie nicht allein lassen. Gemeinsam haben wir Löcher in den PVC-

Boden gestarrt. Irgendwann habe ich meine Hand auf ihre Flügel gelegt und ihr ein: «Ach, Linda, alles Scheiße», entlockt.

Jetzt nimmt Hubert die Zeitung, faltet sie, steht auf und öffnet nach und nach alle Küchenladen.

«Suchst du etwas?», frage ich.

Keine Antwort.

«Ich mache ein Glas Holunderblütensaft für dich. Selbst gemacht von Ewa», sage ich, verdünne den Sirup mit Wasser, schlecke das klebrige Zeug von meinen Fingern und halte ihm das Glas hin.

«Danke für den Durst», sagt Hubert und nimmt das Glas.

«Ach, Hubert», ich schüttle den Kopf, «du bist der Größte, der Größte von allen.»

Er stellt das Glas weg, ohne einen Schluck genommen zu haben.

«Hast du einen Clown gefrühstückt?», frage ich Hubert, als er gleich darauf das Fenster öffnet und eine Banane aufs Fensterbrett legt.

«Wo ist der Chef?», lautet seine Gegenfrage.

«Keine Ahnung, wo der Chef ist», sage ich, «der kann es sich leisten, sich in Luft aufzulösen. Chef sollte man sein.»

Ich nehme einen Apfel, öffne das Fenster und lege ihn neben die Banane. Apropos Fenster. Eine Sechsundneunzigjährige hat sich aus dem Fenster gestürzt, im Haus gegenüber. Tatsache, aus dem dritten Stock, vor drei Wochen. Leider war ich in der Schule.

Ende der Vorstellung.

Aus die Maus.

Niemand weiß, wie sie das gemacht hat. Ewa hat mir ihr Handy unter die Nase gehalten, Google Translate: *Einsamkeit.* Und dann hat sie herumgeschrien: «Menschen schlecht, arme Frau, arme Frau, Menschen schlecht!»

Hubert hat misstrauisch auf die schreiende Ewa geschaut. Ich habe mich ganz nah zu ihm gesetzt, in der Hoffnung, beruhigend auf ihn einzuwirken. Alles hat ein Ende, habe ich gedacht und meine warme Handfläche auf meinen Säbelzahntiger gelegt.

Manchmal schaue ich in Klein-Polen vorbei. So nenne ich Ewas Zimmer. Ihre Welt ist leicht zu durchschauen. Nach dem Fenstersturz waren fünf neue Vokabeln an ihrer Pinnwand:

Isolation
Rote Bete
anzünden
Katastrophe
Seele

Überhaupt ist Ewa nach dem Fenstersturz zwei Wochen in der Wohnung geblieben, hat keine Messe gehört, keinen Kuchen gebacken und sich nicht geschminkt.

«Er braucht eine Strickjacke», sage ich. Ewa verzieht keine Miene. Sie plagt sich mit dem WLAN. Vielleicht wäre Hubert in einem Pflegeheim besser aufgehoben. Er wäre von mehreren Betreuern umgeben und der eine Betreuer würde dem anderen auf die Finger schauen und bestimmt gäbe es zwei, drei Pflegerinnen, die mit Hubert auf dem Balkon rauchen würden. Hier gibt es nicht mal einen Balkon. Von einer stationären Einrichtung will der Nachtfalter nichts wissen. «Ein Seniorenwohnheim kommt überhaupt nicht infrage», sagt sie. Wir halten an Plan A fest. Plan A bedeutet: Existenzsicherung für Ewa und ihre Eltern, Taschengeld für mich, frieren in häuslicher Umgebung für Hubert. «Er braucht eine Strickjacke», wiederhole ich. «Ihm ist kalt.»

Ich stehe vor dem Kleiderschrank, öffne blitzschnell beide Schranktüren zeitgleich, als wollte ich jemanden überraschen. Die theatralische Inszenierung banaler Handlungen hält mich bei Laune. Stapelweise grau und grün. Ich zähle neun Strickjacken, hebe den Stapel hoch und greife nach der untersten. Gerechtigkeit muss sein.

Ich helfe Hubert in die Jacke, die dem Bademeister vor zwanzig Jahren gepasst hat. «Zuknöpfen», sage ich, positioniere mich vor ihm und zähle: «Eins, zwei», die Holzknöpfe gleiten durch meine Finger in die ausgeleierten Knopflöcher, «drei, vier.»

Zählen ist unsere Leidenschaft. Zählen ergibt Sinn. Wir zählen Schritte, Erbsen, Münzen. «Und fünf», sage ich.

«Und fünf, genau», wiederholt Hubert.

«Wenn deine Tochter anruft, sage ich, ich habe dich in der Jacke verloren.»

Hubert zieht die Augenbrauen hoch.

Ich kremple seine Ärmel um: «Zwei, drei.»

«Vier, fünf», sagt er.

Mit Strickjacke ist er ein anderer. Nur ich ziehe solche Rückschlüsse. Ich finde, Ewa und der Nachtfalter machen einen entscheidenden Fehler. Sie schließen von sich auf Hubert, dabei ist jeder Mensch ein Universum. «Beobachten ist der Schlüssel», sage ich zu Ewa und zeige mit meinem Zeige- und Mittelfinger auf meine Augen und dann auf Hubert, «ist dir aufgefallen, dass er mit Jacke länger sitzen bleibt, mehr isst und freundlicher antwortet?», frage ich.

Ewa nickt. Ich murmle vor mich hin, dass ich mir das alles nur einbilde.

«Die Jacke ist fast so alt wie du», sage ich. Hubert hat keine Ahnung, wie alt er ist. Vorhin hat er behauptet, seine Mutter sei fünfundsiebzig. «Willst du nicht nachrechnen, Hubert? Du bist sechsundachtzig und deine Mutter ist fünfundsiebzig?»

Er bleibt dabei. Stur wie Ewa.

7

Vorgestern im Deutschunterricht, ich war zu müde, um eine blöde Zusammenfassung über einen noch blöderen Zeitungsartikel über soziale Medien und Fake News zu schreiben, war mir die Schachtel mit den Schwimmflügeln in den Sinn gekommen. Und nachdem wir heute überall gesucht haben und auch Ewa keine Ahnung hat, wo wir sonst noch suchen könnten, bleibt mir nichts anderes übrig, als den Nachtfalter anzurufen.

«So groß ist die Wohnung doch gar nicht», sage ich zu Ewa, «Samstag hin oder her, wir rufen sie jetzt an.»

Ich lehne an der Küchenzeile und stelle das Handy auf Lautsprecher. Es klingelt einige Male, bis sie rangeht.

«Linda?», höre ich ihre Stimme. Bevor ich antworten kann, fragt sie, was wir machen und ob es ein Problem gibt.

«Ewa kocht vor», sage ich.

«Und was gibt es? Fleisch?», will sie wissen.

Jetzt wirft Ewa fünf Tomaten in einen Topf, schnaubt und packt den Kopfsalat, als wollte sie ihm etwas antun. Das eigentliche Problem ist, dass Hubert Fleisch liebt, Ewa Fleisch nicht anrührt und der Nachtfalter behauptet, Ewa könne Fleisch auch gar nicht zubereiten.

«Für meinen Vater ist Gemüse kein Essen», sagt sie.

Ich frage mich, wo diese Unterhaltung hinführen soll.

«Und wie reagiert er, wenn es kein Fleisch gibt?», hakt sie nach.

«Er sagt, wir sollen den Fraß selber fressen.»

«Das sagt er?»

«Genau das sagt er», antworte ich.

«Und was gibt Ewa ihm, wenn es ihm nicht schmeckt?» Ich stupfe Ewa aufmunternd mit meinem Ellbogen und verdrehe die Augen: «Na, Streichwurstbrote.»

«Aber davon kann man doch nicht leben.»

«Hubert schon», sage ich, «eigentlich wollte ich nur fragen, wo die Schachtel mit den Schwimmflügeln hingekommen ist.»

«Schwimmflügel? Ich glaube, die sind im Keller.»

«Warum im Keller?»

«Wofür braucht ihr sie denn?»

Ich seufze, bedanke mich und lege schnell auf.

«Wie viele?», fragt Hubert, als er die Schachtel sieht.

«Elf», antworte ich. Hubert stellt sich neben mich, vergräbt die Hände in den Hosentaschen und atmet tief aus, als ich die Schachtel öffne.

Original BEMA-Schwimmflügel, orangefarben, in unterschiedlichen Größen. Hubert knöpft seine Strickjacke auf, in einer Geschwindigkeit, als wäre es ein Klacks für ihn, und wirft die Jacke mit der Lässigkeit eines Zwanzigjährigen über den Polstersessel. Er reibt die Handflächen aneinander: «Wie viele?»

«Elf», wiederhole ich, «sieben Mädchen, vier Buben.»

«Alter?»

«Zwischen vier und sechs.»

«Unter 30 kg?»

«Alle unter 30 kg.»

Hubert nickt: «Größe 0 für alle.»

«Soll ich helfen?», frage ich.

Entrüstet schaut er mich an.

Jetzt ist Hubert Bademeister. Ein leiser Wind säuselt durchs Wohnzimmer. Kindergeschrei. Es riecht nach Chlor und Sonnencreme. Hubert sortiert Schwimmflügel nach Größen, überprüft ihre Funktionalität, pumpt sie auf und grinst, als hätte er in der Lotterie gewonnen. Ich bringe ihm sein weißes Cappy und setze es behutsam auf seinen Kopf.

«Wegen der Sonne», sage ich und schaue zur Wohnzimmerlampe hoch. Hubert bedankt sich und gibt mir ein Handzeichen, ich soll verschwinden. Weil ich mich nicht augenblicklich in Luft auflöse, rücken seine Augenbrauen eng aneinander. «Aus dem Weg», knurrt er.

«Alles bestens, Hubert», sage ich, ziehe mich zwei Schritte zurück und versuche den Augenkontakt mit ihm zu halten. «Deine Arbeit ist eine ernst zu nehmende Angelegenheit, nicht wahr?» Hubert nickt langsam und rückt sein Cappy zurecht. «Die Sicherheit der Badegäste ist entscheidend, besonders die der kleinen Gäste. Habe ich recht?», frage ich.

«Bei mir ist nie ein Kind ertrunken», sagt er prompt, «einmal war es knapp, aber ertrunken ist keines.»

In Gedanken wiederhole ich das oft Gehörte: Das Entscheidende an BEMA-Schwimmflügeln ist der ergonomisch geformte Steg zwischen den aufblasbaren Kammern an der Unterseite. Dadurch ergibt sich die Bewegungsfreiheit für die Schwimmschüler. Hat Hubert mir immer wieder erklärt, kann ich auswendig. Sollte ich Mathe nicht schaffen, geben die mir bestimmt eine Anstellung in der Schwimmflügelbranche.

Eine Stunde später sitzt Hubert erschöpft im Polstersessel. Elf Paar Schwimmflügel stehen am Rand des Teppichs Spalier.

«Gute Arbeit», sage ich. Hubert nickt zufrieden. Ich gebe ihm einen der Schwimmflügel. Er drückt gegen die Oberfläche, prüft die Ventilverschlüsse und legt den Schwimmflügel auf seine Oberschenkel.

«Gute Erfindung», sage ich und deute auf seinen Schoß. Das ist Huberts Stichwort, um mir die ganze Geschichte zu erzählen. Die ganze Geschichte von Bernhard Markwitz, der ausgebildeter Rettungsschwimmer war und der, nachdem seine Tochter im Alter von drei Jahren beinahe ertrunken wäre, Schwimmhilfen für die Arme erfand. Schwimmhilfen, die die ganze Welt eroberten.

«Woher kam dieser Markwitz?», frage ich.

«Hamburg», sagt Hubert, «gutes, altes Hamburg.»

«Warst du mal in Hamburg?»

«Ja, auf der Jahreshauptversammlung.»

«Ach, Hubert, du und deine Geschichten», sage ich, «möchtest du vielleicht einen Apfelkuchen, noch lau, ganz frisch.»

«Um Gottes willen, nein», sagt er, «Kuchen habe ich zu Hause.»

8

Bei den ersten Treffen habe ich mit Hubert stundenlang in Fotoalben geblättert. Das mit den Fotoalben war die Idee seiner Tochter. Da können wir ja gleich ein Familientreffen organisieren und ihn zwischen zwanzig Menschen setzen, bis er abdreht. Was soll das bringen? Schon damals hat er niemanden erkannt, und bei jedem Umblättern lag eine Anspannung in der Luft, als wollten die grinsenden Gesichter auf den Fotos erkannt werden. Warum sollte er die Menschen plötzlich erkennen, wo sie doch in seinem Hirn verloren gegangen sind? Totaler Mist. Mittlerweile weigere ich mich, mit ihm Fotoalben anzusehen. Es wäre besser, die Alben in den Keller zu tragen anstatt der Schwimmflügel. Soll einer die Welt verstehen. Für alle, die das nicht begreifen, empfehle ich, den eigenen Kopf aufs Fensterbrett neben unser Obstsortiment zu legen. Das Einzige, was ich damals richtig gemacht habe bei der Aktion mit den Fotoalben, war, dass ich gesagt habe, dass auch ich mir keine Namen merken kann. Doch Hubert war ohnehin der Schlauere gewesen. Er hat mit seiner Armbanduhr gespielt, die schon damals locker an seinem Handgelenk hing, und auf das Ziffernblatt getippt, als müsste er zu einem Termin. Jahreshauptversammlung, wahrscheinlich.

Heute weiß ich, dass Hubert und ich tatsächlich im selben Boot sitzen. Er weiß genauso wenig wie ich, worauf er zusteuert. Vorhin wollte er eine Karotte toasten und vorgestern, als ich sagte, er solle seine Suppe essen, hat er gemeint: «Wollen Sie die Suppe essen?» Und als ich ihm erklärte, wir seien per Du und er solle die Suppe essen, solange sie warm ist, meinte er, das habe er am Vortag bereits erledigt.

Überhaupt war vorgestern ein verrückter Nachmittag. Als ich ihn nach seiner Tochter fragte, behauptete er, er habe nie eine Tochter gehabt. Wie gut, dass der Nachtfalter nicht da war. Manchmal lache ich, weil seine Antworten derart komisch sind. Immer öfter jedoch bleibt mir das Lachen im Hals stecken. Hubert weiß nie, was als Nächstes zu tun ist, und er weiß weder, wer zu ihm gehört, noch, ob er zu jemandem gehört. Genau genommen hängt er in der Luft, und in der Luft zu hängen – darin bin ich Expertin – macht wirklich keinen Spaß.

Kann sein, dass ich das mit den Fragen bald einstellen werde. Immer öfter wird Hubert wütend, wenn ich ihn etwas frage.

«Wie alt bist du?», frage ich.

«Fünfzig», antwortet er.

«Und wie alt bin ich?», frage ich weiter.

Er schaut mich prüfend an: «Fünfzig.»

«Danke für die Blumen», sage ich. Und gleich darauf meine Lieblingsfrage: «Wie alt ist deine Mutter?»

«Alt genug, heiliger Bimbam», zischt er, greift nach dem Kugelschreiber, der hinter seinem Ohr klemmt, und wirft ihn an die Wand.

Um ihn auf andere Gedanken zu bringen, schiebe ich ihm meinen Geografietest über den Tisch. «Kannst du das hier unterschreiben?»

Er greift hinter sein Ohr und fährt sich verlegen durchs Haar.

«Hier, nimm meinen», sage ich und gebe ihm meinen Lamy Al-star. Hubert kritzelt irgendwas auf meinen Geografietest.

«Danke, Hubert, das ist voll nett von dir.»

9

Heute früh wurden Ewa zwei Weisheitszähne herausoperiert. Klingt so, wie es aussieht. Ewas Gesicht ist ein Vollmond, mehrfarbig.

Deswegen soll ich hier übernachten. Das habe ich so oft gemacht wie Hubert Hausarbeit, nämlich nie. Was ich nachts hier soll? Keine Ahnung. Ewa versteht es auch nicht. Und der Nachtfalter? Sie besteht darauf, weil Ewa sich nach der Kieferoperation ausruhen soll. Schon vergangene Woche hatten wir deswegen eine Diskussion.

«Wegen bisschen Operation an Zähne», hatte Ewa gesagt und den Kopf geschüttelt.

«Mir völlig egal», hatte ich erwidert, «ob ich im dritten oder im ersten Stock schlafe.»

«Wir machen es so, wie ich es sage», hatte der Nachtfalter die Diskussion beendet.

«Ich kann die Würfelmatratze vorbeibringen», schlägt der Nachtfalter am frühen Abend am Telefon vor.

«Lass nur, wenn Hubert im Polstersessel schlafen kann, kann ich das auch», sage ich mit kräftiger Stimme und zwinkere Ewa zu, die einen Eisbeutel, der in einer löchrigen Socke steckt, an ihre Wange hält.

«Fünfzig Euro?», fragt der Nachtfalter. Ich ziehe eine stumme Grimasse.

«Zu wenig?», hakt sie nach.

«Nein, nein, fünfzig ist okay», antworte ich, so emotionslos wie möglich, und schwinge meine geballte Faust in die Luft. Fünfzig Euro für eine Nacht bei Hubert. Laut Ewa gibt es nachts nichts zu tun.

«Schläft wie Stein», behauptet sie, «nie munter vor sieben.»

Ich schicke Kevin eine WhatsApp-Nachricht: *Habe Nachtdienst, beaufsichtige einen Stein und seine polnische Pflegerin für fünfzig Euro. Geil.*

Zehn Sekunden später Kevins Kommentar: *Nachts hat es der Planet leichter, weil sein Feind schläft. Lass uns die fünfzig Euro teilen.*

Witzbold!!! Wie viele Weisheitszähne hat man? schreibe ich zurück.

Am meisten mag ich Hubert, wenn er diesen Ich-kenne-mich-nicht-aus-Blick hat. Dann feiere ich ihn richtig. Ich lege meinen Kopf auf die Armlehne des Polstersessels, in dem er sitzt, schmiege meine Wange an den groben Stoff und rieche diesen modrigen Geruch, den es bei mir zu Hause nicht gibt. Ich grabe meine linke Hand in den Spalt zwischen Lehne und Sitzfläche und mit meiner rechten Hand halte ich mich an Huberts Strickjacke fest. Ich mag es, dass Hubert mir vertraut, und ich bin mir sicher, er fühlt, wie gut ich es mit ihm meine. Dass auch er es gut mit mir meint, das weiß ich einfach. Ihm kann ich alles erzählen. Ihm sage ich, dass Mama, die Schulkollegen, die Lehrer mich nerven. Und ich erzähle ihm, wie sehr ich mich bemühe und wie anstrengend es ist, sich zu bemühen. «Das verstehst du doch, Hubert, nicht wahr?», sage ich, «dein Tag ist ja auch oft anstrengend.» Ich erzähle ihm brühwarm, dass ich nicht mehr leben will. Selbst dann noch bleibt Hubert entspannt. Ihn brauche ich nicht zu schonen, für ihn sind alle Worte gleich.

«Alle drei habt ihr zwölf Stunden geschlafen?», fragt Kevin erstaunt, als ich ihm von meinem Nachtdienst bei Hubert erzähle.

«So gut habe ich lange nicht mehr geschlafen», antworte ich und denke an den Fünfzig-Euro-Schein in meiner Handyhülle. Ich erzähle, wie witzig es vor dem Zubettgehen war und dass Hubert sich im Nachhinein an nichts erinnern wird, weil die Löschtaste in seinem Kopf immer mehr die Oberhand gewinnt.

«Von nichts zu wissen, ist eine angenehme Art, durchs Leben zu kommen», sagt Kevin. «Unwissend sind die meisten», behauptet er und deutet auf das Klassenfoto, das auf seinem Schreibtisch liegt.

Ich stütze mich mit beiden Händen ab und betrachte eingehend das Foto. Zwei von fünfundzwanzig Jugendlichen lächeln. Kein guter Schnitt, denke ich mir.

«Alles Loser. Keiner von denen könnte deinen Hubert betreuen», sagt Kevin.

«Wie kommst du darauf?»

«Na, kein Feingefühl. Kein Benehmen. Null Kreativität. Eben Loser.»

«Alle?», frage ich.

Kevin nickt.

Ich bin froh, dass Kevin mich nicht in den Kreis der

Loser reiht und zack, Stempel drauf. Das mit den Stempeln geht ganz schnell, sieht man oft.

Flüchtling, Stempel drauf.

Arbeitslos, Stempel drauf.

Veganer, Stempel drauf.

«Bist du nicht zu streng?», frage ich.

«Bestimmt nicht, eher könnte man eins drauflegen.»

Wenn Kevin über die Menschheit herzieht, fühle ich mich in meinem Plan bestärkt. Ich muss nicht zwingend dabei sein, wenn hier alles den Bach runtergeht. Konsequent wäre es, mich vor dem achtzehnten Geburtstag zu verabschieden. Und ich möchte die Welt ordentlich verlassen. An dem Tag, an dem die Menschen auf meinen leblosen Körper auf der Straße starren, werden meine Haare ordentlich, meine Hausaufgaben gemacht und mein Zimmer aufgeräumt sein. Ich stelle mir die Szene schön vor und es ergibt richtig Sinn für die Passanten. «So ein junges Ding», wird einer sagen, «hat ihr Leben gar nicht gelebt.» Und dann wird er heimgehen und sein Kind umarmen. Ein anderer wird seinen Scheißjob kündigen. Ein Dritter wird nie mehr seine Frau schlagen. Die Welt wird besser werden.

10

Kaum, dass ich einen Fuß in die Wohnung gesetzt habe, schlüpft Ewa durch den Türspalt, auf dem Rücken ihren gehäkelten Seesack. «Schön, dich zu sehen!», rufe ich ihr nach. Ihre Schritte hallen im Treppenhaus. Manchmal wäre es einfacher, sie würde mir sagen, was vorgefallen ist, wobei ich mittlerweile Profi in nonverbaler Kommunikation bin. Sobald ich den Raum betrete oder wenn ich nur den Kopf zur Tür reinstecke, springen meine Sensoren an, die mich wissen lassen, was los ist. Ich habe das geübt, funktioniert auch mit Fremden im Bus. Am besten funktioniert es mit geschlossenen Augen. Ich stelle mir vor, wie Hubert sagt: Wenn ihr wüsstet, und dann lasse ich mich darauf ein, was wir nicht wissen. Es gibt eben eine Sprache, die von Herzen kommt. Eine Sprache ganz ohne Worte.

Ich quetsche meinen Regenschirm zwischen die anderen Schirme, schlupfe aus den Schuhen und hänge die Jacke an die Garderobe. Hubert kniet vor dem Schuhschrank. «Brauchst du Hilfe?», frage ich. Er blickt mich vorwurfsvoll an, wendet sich ab und gräbt weiter.

Ich setze mich eineinhalb Meter entfernt auf den Fleckerlteppich vor der Garderobe und senke den Kopf. Rote, gelbe und grüne Streifen. Ich glätte den Teppich, zupfe an den Fransen und denke: So ein scheußliches Ding würde gut vor mein Bett passen. Ich mag scheußliche Dinge, besonders scheußliche Teppiche. Huberts Kopf hat einen rötlichen Ton angenommen. Nicht gut für den Blutdruck, denke ich, aber Hubert bestimmt selbst, wann er seinen Blutdruck in die Höhe jagt. Wenn er sich aufregen will, soll er, sagt sogar der Nachtfalter.

«Ist mir lieber, als er verbringt apathisch seine Tage», sagt sie.

Ist auch mir lieber. Ich halte es schwer aus, wenn Hubert k.o. geht. Die bessere Variante: Er hält uns alle auf Trab.

Bestimmt sucht er seine Arbeitsschuhe. Ist ja naheliegend, immerhin hat er sein Leben lang gearbeitet. Warum sollte er damit aufhören? Es ist 14.00 Uhr und seine Schicht beginnt um 14.30 Uhr.

«Kruzifix», schimpft er.

Ich krabble auf allen vieren zu ihm, stecke meinen Kopf in den Schuhschrank und raunze mit ihm. Er legt die Stirn in Falten und sieht wie ein erschöpfter Hundertjähriger aus.

«Lass gut sein, Hubert», sage ich und lege meinen erlösenden Satz zurecht, der das Drama in sieben von acht Fällen beendet.

«Hubert», wiederhole ich.

Er knurrt.

Ich versuche, seinen Blick einzufangen. Etwas lauter: «Hubert!» Jetzt hab ich ihn. «Heute ist Mittwoch, Hubert.»

Er reißt die Augen auf. «Mittwoch? Heute?»

Ich schaue ihm direkt in die Augen und rubble mit beiden Handflächen über seine Oberarme. «Ja, Mittwoch. Du hast heute frei!»

Ich helfe ihm hoch. Mit den Händen tastet er seine Körpermitte ab, als wollte er überprüfen, ob alles da ist. Die Bewegung seiner Finger erinnert an einen Pianisten. Jetzt hat er die Gürtelschnalle gefunden, rückt sie zurecht, seine Finger tanzen und verschwinden hinter seinem Rücken.

Oft beobachte ich, wie er überprüft, ob alles da ist: Schlüssel, Walnüsse, Taschentuch, Gürtelschnalle, Brusttasche. Es ist verständlich, dass er überprüft, ob alles da ist, weil längst nicht mehr alles da ist. Nicht nur sein Gestern fehlt. Es ist auch nichts mehr da von den Festtagen in seinem Leben. Er erinnert sich nicht an den Tag, als er Vater wurde, nicht an die Taufe seiner Tochter, nicht an die Geburt seines Enkels oder an seine oder Rosalies runde Geburtstage. Er weiß nicht mehr, in welcher Kirche er geheiratet hat, aber unglücklicherweise weiß er, dass er geheiratet hat. Hätte er Rosalie vergessen, müsste er sie weder suchen noch vermissen.

«Möchtest du ein Streichwurstbrot?», frage ich.

Er lächelt.

Ausgetrickst, mein Guter, denke ich, nehme seine Hand in meine und sage mir, dass das die wahren großen Siege im Leben sind.

Drei Streichwurstbrote später steht ihm der kalte Schweiß auf der Stirn.

«Ich muss heim.»

Ewa, die gerade die Küche betritt, erklärt: «Hier daheim.»

Ich rolle mit den Augen. Was soll das jetzt bringen?

Hubert zeigt Ewa den Vogel und räuspert sich: «Hier soll ich wohnen, bestimmt nicht.»

Ich lehne am Fenster, verdränge die Tatsache, dass die beiden den Großteil des Tages allein verbringen, und warte ab. Ich bin hier nicht der Chef. Ich bin nur die Zierde, wie Efeu an der Hauswand. Die Hauswand sollte Ewa sein, stabil, krisenfest. All das ist sie nicht. Der einzige Grund, warum Ewa eine Hauswand sein könnte, ist ihre Sturheit. «In Krakau stur geboren», sagt der Nachtfalter.

Hubert geht, öffnet die Tür zum Schlafzimmer, schließt sie, öffnet die Tür zur Toilette, schließt sie, öffnet den Wohnzimmerschrank, schließt ihn.

«Muss packen», sagt Ewa und verschwindet.

«Was soll werden ohne Ewa», sage ich zu Hubert, der immer noch den Ausgang sucht. Ich nehme die Spielkarten vom Tisch und setze mich auf die Couch.

«Machen wir einen Jass?»

Hubert schaut mich misstrauisch an. Ich klopfe mit den Fingerknöcheln die Karten aus der Schachtel und gebe zweimal zwölf Karten, decke den Trumpf auf.

«Laub», sage ich und halte den Blick gesenkt. In drei von vier Fällen setzt er sich zu mir.

Heute nicht.

«Weißt du, wo Rosalie ist?», frage ich.

Er schaut auf seine Armbanduhr.

«Ist Rosalie einkaufen?»

Hubert nickt.

«Bei diesem Wetter?», frage ich.

Hubert geht ans Fenster. «Sauwetter», grummelt er.

Ich stelle mich neben ihn. «Wirklich wahr, Sauwetter.»

Er seufzt.

«Schnaps?», frage ich.

Laut Arztverordnung darf Hubert in vierundzwanzig Stunden zweimal ein bis drei Tropfen Haldol bekommen.

Ich gehe in die Küche, zähle die Tropfen in ein Schnapsglas: eins, zwei, zwei, drei, drei und fülle mit Wasser auf. Als ich ins Wohnzimmer komme, sitzt Hubert schlafend auf der Couch.

11

Die Stimmung ist schlecht. Seit Tagen suchen wir Huberts Zähne. Für Ewa ist die Situation am schlimmsten. Sie fühlt sich schuldig. Ist mir unerklärlich, warum sich Ewa immer wegen allem schuldig fühlt. Ich finde, niemand hat Schuld. Alle machen ein Drama daraus, dabei haben wir in den vergangenen Monaten vier- oder fünfmal seine Zähne gesucht.

«Wir suchen die Zähne doch ständig», versuche ich Ewa zu trösten. Ewa winkt ab und knetet ein paar Tränen in den Sauerteig. Mein Handy klingelt. Es ist der Nachtfalter. Ich zögere, nehme trotzdem ab und ziehe die Küchentür hinter mir zu. Ewa mit ihrem Sauerteig allein zu lassen ist jetzt, da der Nachtfalter nur mehr ein Thema kennt, das Beste für Ewa. Ich entferne mich so weit, dass sie das Telefonat bestimmt nicht mitbekommt. In der Garderobe treffe ich auf einen wartenden Hubert. Als stünde er an der Bushaltestelle.

«Habt ihr die Zähne?», will der Nachtfalter wissen.

«Nein», antworte ich.

«Nein?», fragt sie.

«Hab ich doch gesagt.»

Als ginge davon die Welt unter. In Gedanken entwerfe ich Szenen, die es rechtfertigen, das Telefonat abzubrechen.

Ein Küchenbrand.

Ein Haushaltsunfall.

Ein abgängiger Hubert.

«Und was macht er ohne Zähne?»

Und was macht er ohne Zähne, äffe ich sie tonlos nach. Ich antworte nicht. Manche Fragen sind einfach zu dumm! Mit ihr einen Streit anzufangen, bringt nichts. Davon kommen Huberts Zähne nicht zurück.

Hubert, der neben mir steht, kaut auf der Unterlippe. Geht doch, denke ich. Zumindest braucht man keine Oberkieferprothese, um auf der Unterlippe zu kauen.

Ich betrachte unser Spiegelbild. Zwei, die auf den ganzen Mist keinen Bock haben. Ich ziehe meinen Mund in die Breite und kratze mit dem Fingernagel etwas Faseriges aus meinem Zahnzwischenraum. Hubert schaut mich verwundert an.

«Nicht dein Problem», beruhige ich ihn.

«Linda, bist du noch dran?»

«Logisch, wir finden sie», versichere ich ihr.

«Bevor Ewa abreist», sagt sie.

«Bevor Ewa abreist», wiederhole ich.

«Schlimm genug, dass sie abreist», klagt der Nachtfalter, «stell dir vor, die Neue ist ganz neu, ihr erster Einsatz, so ein Pech auch.»

«Tut mir leid, ich muss aufhören», sage ich und beende das Gespräch.

Hubert scheint noch immer auf den Bus zu warten.

«Und du, Hubert? Kann ich dir helfen?»

«Ich suche den Rasierapparat», antwortet er und seufzt.

«Na, dann schauen wir mal», sage ich, «weißt du, was

meine Mama immer sagt? Dasselbe, was meine Oma schon gesagt hat: Das Leben ist kein Wunschkonzert. Aber vielleicht, wenn wir uns ganz fest wünschen, dass dein Rasierapparat auftaucht, wer weiß, vielleicht finden wir ihn dann. Komm, Hubert. Wir lassen uns nicht unterkriegen, weder von einem Rasierapparat noch von deiner Tochter.»

Huberts Tochter ist einer jener Menschen, die anderen das Gefühl geben, sie würden alles falsch machen. Jedes Mal fragt sie, wie so etwas passieren kann, und jedes Mal erkläre ich ihr, dass so etwas ganz leicht passieren kann.

Huberts Zähne waren schon überall. Es ist dasselbe wie mit seinen Socken. So, wie er seine Socken weglegt, legt er seine Zähne weg. Und woher soll er wissen, wo gerade eben noch war, was jetzt weg ist. Das ist doch das Prinzip von Sachen verlegen. Das Entscheidende ist, dass wir seine Zähne wiederfinden, und bisher sind sie immer wieder aufgetaucht, also frage ich mich: Wo um Himmels willen ist das Drama? Es ist sogar genial, wenn wir etwas verlegen. Das Suchen hat nämlich auch Vorteile: Wir sind beschäftigt, die Zeit vergeht wie im Flug und man findet dabei allerhand.

Im Gegensatz zum Nachtfalter sind Hubert und ich tiefenentspannt, wenn etwas fehlt. Ausnahmen sind Sparbücher, Autoschlüssel und Reisepass.

«Wo willst du hin?», frage ich, wenn er die Autoschlüssel von seinem Opel sucht, den seit sechs Jahren sein Enkel fährt.

«In die Fritzstraße.»

«Wo ist die Fritzstraße?», will ich wissen.

«Du weißt nicht, wo die Fritzstraße ist?», fragt er empört.

«Nein, sag schon.»

«Na da, wo sie immer ist.»

«Und wo bist du jetzt?»

«Was weiß ich, wo ich bin», er schaut sich um, «nicht in der Fritzstraße.»

Aus der Fritzstraße waren Rosalie und Hubert weggezogen, als Nenas Luftballons auf dem Weg zum Horizont waren und alle Kinder Zauberwürfel in den Händen drehten. Mehr als sein halbes Leben hat Hubert in der Fritzstraße zugebracht.

«Aber es wird dunkel, Hubert.»

«Glaubst du, ich find nicht heim?»

«Ich glaube gar nichts, Hubert, wirklich, gar nichts», sage ich und halte beide Hände in die Höhe. Ich kenne dieses Gefühl, wenn man in einer Wohnung festgehalten wird, in der man nicht bleiben will, mit Menschen, die einem fremd sind, und man nicht versteht, was die anderen von einem wollen.

«Dann geh ich jetzt», sagt Hubert.

12

Will Hubert in die Fritzstraße, diskutiere ich so lange mit ihm, bis ihm die Luft ausgeht, oder ich frage ihn, ob er Nüsse für mich hat. Für gewöhnlich hat er Walnusshälften in seiner rechten und ein Stofftaschentuch in seiner linken Hosentasche, nie umgekehrt.

Ich kenne niemanden, der Nüsse bei sich hat. Auch kenne ich niemanden, der Stofftaschentücher verwendet. Der Nachtfalter sagt, die Taschentücher sind von ihrem Großvater. Nimmt Hubert ein Taschentuch aus der Kommode, setzt er sich, breitet es auf seinen Oberschenkeln aus, nimmt die unteren Ecken, legt sie auf die oberen, faltet das Taschentuch von links nach rechts und anschließend von unten nach oben. Er faltet es immer gleich.

Und Ewa? Sie bügelt die Taschentücher mit einer Hingabe, als wäre Hubert königlicher Herkunft. Auf ihre Frage, wofür die Initialen R.N. stehen, habe ich geantwortet: «R.N. steht für Rotznase», ist mir einfach so eingefallen.

So ein Spektakel wie das mit der Fritzstraße inszeniert Hubert mit Leichtigkeit. Ich schwöre, es kommt aus dem Nichts. Das Spektakel fällt vom Himmel, direkt vor unsere Füße. Kevin und ich haben eine Warnblinkanlage entworfen:

Ich muss nach Hause, meine Mutter hat gekocht! ist gelb.

Wo sind die verdammten Autoschlüssel, gestern hatte ich sie noch! ist orange.

Ich nehme keine Medikamente, wollt ihr mich vergiften? ist pink.

Und *Sparbücher und Autoschlüssel suchen* ist rot.

Alles friedlich.

Spektakel landet.

Hubert reagiert.

Wir reagieren.

Tohuwabohu.

Geht blitzschnell, eine Kleinigkeit für Hubert.

«Wie machst du das?», frage ich. Hubert grinst und exakt in diesem Moment frage ich mich, warum um Himmels willen er grinst. Man könnte ihm unterstellen, das Ganze mache ihm Spaß. Als sei all das Chaos nicht seine Baustelle.

Apropos Baustelle. Das Haus gegenüber, aus dem die Sechsundneunzigjährige gesprungen ist, bekommt eine neue Fassade.

«Nützt Dame nix», kommentiert Ewa. Wo Ewa recht hat, hat sie recht. Hubert jedoch nützt die Baustelle. Zur Wahl steht Baustelle mit oder ohne Ton. Hubert bevorzugt Baustelle ohne Ton. Beobachtet er etwas Interessantes, geht er ans Fenster und öffnet es. Meist schließt er es sofort wieder, weil irgendein Krach ihn erschreckt.

«Zu laut», sage ich, «viel zu laut», und halte mir die Ohren zu. Generell ist das Leben zu laut, da braucht man nicht dement zu sein. Geschrei. Gebell. Motoren. Ist es still, horcht man auf, weil es so ungewohnt ist.

Gestern habe ich im Bus zwei taubstumme Männer beobachtet. Ihre Hände flink, ihre Körper sprachen. In ihren Gesichtern konnte man Begeisterung und Freude lesen. Alles an den Männern zappelte und ihre Münder sprachen, ohne Ton. Wie das wohl sein mag, so eine stille Welt.

Wer das mit der Stille draufhat, ist Ewa. Bei trockenem Wetter verbringt sie jede Pause im Wald. Sie nennt den Wald ihr grünes Zimmer. Zurück kommt sie mit zwei Papiertaschen, randvoll mit Löwenzahn, Brennnessel, Giersch. Zeige ich auf ihre zerkratzten Unterarme, sagt sie: «Macht Ringelblume.»

Wenn ich mir die blassen Gesichter um mich herum anschaue, komme ich zu dem Schluss, dass wir alle digitalen Endgeräte in den Städten belassen und uns im grünen Zimmer treffen sollten. Zum Beispiel der Nachtfalter, aber auch meine Mitschüler und ausnahmslos alle Lehrer könnten eine Dosis Waldluft vertragen, explizit Frau Mathe-ist-das-Universum.

Ich bin gelegentlich im Wald, nicht in echt, aber trotzdem. Nickt Hubert ein, setze ich mich im Schneidersitz auf den Boden, lege die Fingerspitzen der rechten Hand an die Fingerspitzen der linken, übe leichten Druck aus und schließe die Augen. Ich schicke meine Gedanken auf Reisen und wähle zwischen Wald, Meer und Himmel. Oft nehme ich Himmel.

13

Dass Hubert Uropa geworden ist, ändert nichts an seiner Selbsteinschätzung. Nach wie vor ist er fünfzig. Jeden Dienstagnachmittag legt ihm der Nachtfalter Würmchen in die Arme. Garantiert gibt es dafür einen therapeutischen Grund. Das macht sie nicht einfach nur so.

Warum Huberts Tochter heute mit ihrer Enkelin gekommen ist, weiß ich nicht. Entweder sie war in der Nähe oder sie beginnt die Wochentage zu verwechseln. Oft genug sagt sie, sie werde selber dement. Funktionieren wird das so lange, wie Leonie stillhält. In einem Jahr, wenn sie laufen lernt, kann sie mit Hubert um die Wette stolpern. Unvorstellbar, dass ich auch mal so klein war. Mama behauptet, das sei nicht lange her.

«Wir alle waren winzig wie Bleistiftpunkte, bevor der Hype mit der Zellteilung losging», behauptet meine Biolehrerin.

«Er wird sie nicht an den Ohren ziehen?», frage ich in die gesellige Runde. Ewa und der Nachtfalter schauen mich vorwurfsvoll an.

«War ein Scherz», sage ich schnell, «nicht fallen lassen», sage ich zu Hubert.

Ich stelle mir vor, wie er Würmchen in die Tageszeitung einwickelt, und presse die Lippen aufeinander, um nicht loszulachen.

«Wie alt jetzt?», fragt Ewa.

«Vier Monate», sagt der Nachtfalter und legt, ohne den Blick von Würmchen zu lassen, eine Hand auf Ewas Schulter. Ewa weint. Würmchen schläft, aus Selbstschutz. Ewa putzt sich ziemlich laut die Nase. Sie sieht fertig aus, so fertig wie nach dem Fenstersturz.

Arme Ewa, blass wie Blätterteig. Kein Sex mit Marek ergibt null Kind, eine einfache Schlussrechnung, gelingt sogar mir. Wobei ich nicht weiß, ob sie Marek in ihren fruchtbaren Jahren schon gekannt hat. Wie eine Überwachungskamera ruht der Oma-Blick auf Würmchen, dabei würde ich für Hubert die Hand ins Feuer legen. Sein Leben lang hat er Kinder beschützt. Warum sollte sich daran etwas ändern? Trotzdem lassen wir ihn Würmchen nicht baden.

Das Verrückte an so einem Baby ist, dass alles dran ist. An mir ist auch alles dran, sogar die Grundausstattung, um ein Würmchen zu bekommen.

«Leben ist Geschenk», sagt Ewa.

«Darüber lässt sich streiten», antworte ich, lehne an der Wohnzimmerwand und habe das Gefühl, überflüssiger denn je zu sein.

Alle sind verzaubert und Hubert hält tiefenentspannt Würmchen im Arm, als wäre seine Gelassenheit der Normalzustand. Seit einer halben Stunde sitzt er still. «Ich geh dann mal», flüstere ich, um zu wissen, ob mich jemand wahrnimmt.

«Mathe?», fragt der Nachtfalter.

Ich nicke. Beim Rausgehen bemerke ich, dass Ewas Jacken und Schuhe fehlen. Bestimmt hat sie schon alles fein säuberlich gepackt.

Ich laufe die Treppen nach unten. Der Handlauf gleitet durch meine Hand. Es fühlt sich an, als würde ich flüchten. Diese Idylle, zum Kotzen. Man kommt als Neugeborenes hier an. Gefragt wird man nicht, ob man das möchte.

14

Im Innenhof angelangt, setze ich mich auf eine der neuen Parkbänke. Ich denke darüber nach, dass ich mit alten Gedanken auf einer neuen Bank sitze. Hubert schafft es nicht mehr bis hierher. Er ist zu schwach. Vergangene Woche haben fünf Männer in Warnwesten mit Schutzhelmen drei Parkbänke einbetoniert, eine knallrote, eine giftgrüne, eine sonnengelbe. Hochglanzlack in Signalfarben.

«Endlich mal was los», habe ich zu Hubert gesagt und ihm geschildert, was sich unten im Hof abspielt.

Laut dem Aushang im Treppenhaus will die Hausverwaltung den Innenhof beleben, um die Gemeinschaft zu stärken.

«Welche Gemeinschaft?», frage ich Ewa, «die Menschen sind das Problem, nicht die Anzahl der Parkbänke.»

Während ich auf der sonnengelben Bank sitze, überlege ich, wie oft wir hier schon gesessen sind, genau hier, allerdings auf der alten Bank mit noch älteren Gedanken. Mama sagt immer, dass die Zeit rennt. Irgendwie hat sie recht damit.

Ich streife die Sandalen ab und fühle die warmen Steinplatten unter meinen nackten Füßen. Letzten Sommer haben Hubert und ich viel Zeit im Innenhof verbracht. Ich barfuß, er in Arbeitsschuhen. Klack, klack, der Bademeister zieht seine Runden.

Der Nachtfalter behauptet, Hubert sei in seinen Arbeitsschuhen sturzgefährdet. Hubert sagt: «Ein guter Stolperer fällt nicht», wobei ihm das nicht so leicht über die Lippen kommen würde, wenn er sich daran erinnern könnte, dass Rosalie an den Komplikationen einer Oberschenkelhalsfraktur verstorben ist. Sie war über den Teppich im Wohnzimmer gestolpert. Damals wie heute ist die Wohnung ein Stolperparadies.

Warum Hubert es nicht mehr bis zum Innenhof schafft? Seit Wochen ist er kurzatmig, was ich persönlich unfair finde. Als würde die Demenz nicht reichen. Der Innenhof hat Hubert immer gutgetan. Die aufsteigende Wärme der Steinplatten. Das Rauschen der Linden. Das Gurren der Tauben unterm Dach. Der Geruch von frisch gemähtem Gras. Die Farben. Jedoch nur die Farben vor seiner Nase, denn längst gelingt es ihm nicht mehr, den Kopf in den Nacken zu legen, um den Himmel zu sehen. «Kopf zurück, schau mal, Hubert, wie ich das mache», habe ich versucht, ihn anzuleiten, und als wir unbeobachtet waren, habe ich sogar an seinem Kopf herumgebogen, allerdings ohne Erfolg. Und weil Hubert das Strandbad, den Innenhof und den Himmel verloren hat, sind Kevin und ich auf die Idee mit den Tonaufnahmen gekommen.

Auf unsere Aufnahmen sind Kevin und ich richtig stolz. Wir hatten von Kevins Cousin Adrian eine professionelle Ausrüstung geborgt und an drei Tagen im Strandbad

Aufnahmen gemacht: am Kinderbecken neben der Rutsche, am Sportbecken und beim Wettschwimmen.

Adrian ist Tontechniker, ein steiler Typ, sammelt Geräusche wie Ewa Pilze. Er hat uns genau erklärt, was wir tun und lassen sollen: «Das ist das Aufnahmegerät, damit geht ihr nah ran, aber nicht zu nah, das Ding ist maximal spritzwasserfest. Da ist der Puschel, da vorne, der ist für den Windschutz und hier kann man einpegeln, da hört ihr am Kopfhörer gut, was ihr aufnehmt. Lasst mir bloß nichts ins Wasser fallen. Wenn ihr das am Start habt, können wir eine Becken-Recording-Session anreißen.»

Nach unseren Aufnahmen im Strandbad war ich richtiggehend fixiert auf Geräusche. Treppen steigen, Geschirrspüler ausräumen, Zähne putzen, Camilla füttern. Plötzlich machte alles Geräusche.

Mama hat erzählt, dass es Schwangere gibt, die ihrem Babybauch Mozart oder Bach vorspielen. Den Kommentar, dass um ihren Bauch herum mein Papa geschrien hat, habe ich mir verkniffen. So etwas sage ich nicht. Ich weiß, wenn sie könnte, würde sie die Zeit zurückdrehen, um es besser zu machen.

Oder nehmen wir Wachkomapatienten, darüber habe ich eine Dokumentation gesehen. Man mobilisiert Menschen ohne Bewusstsein, nach Unfällen oder sonstigen hirnorganischen Events, um ihren Kreislauf zu trainieren, zeigt ihnen Fotos und Filme, in der Hoffnung auf eine Reaktion. Man will, dass der Wachkomapatient zurückkommt oder zumindest einen Finger hebt oder ein Wort spricht. Ich stelle mir vor, man würde einer

Volksschullehrerin nach einem Schädel-Hirn-Trauma Geräusche vom Pausenhof vorspielen, wobei, ich denke, Wachkomapatienten kommen nicht zurück, weil sie dort bleiben wollen, wo sie sind.

Bin ich schlecht drauf, denke ich an Adrian mit seiner Becken-Recording-Session, wie er uns die Ausrüstung erklärt hat. Und die Aufnahmen? Super. Kreischende Kinder, Wasserplatschen, Zurufe aus allen Richtungen. Realer könnte ein Schwimmbad nicht sein. Ich schwöre: Das waren die besten Nachmittage meines bisherigen Lebens. Kevin und ich, die Stars am Kinderbecken.

Dank der Tonaufnahmen ist es nicht ganz so schlimm, dass Hubert nicht mehr rauskann. Es ist recht einfach. Ich rücke den Polstersessel in die Sonne, setze Hubert sein Cappy auf und wähle zwischen Samstag, 20. Mai Sportbecken, Sonntag, 21. Mai Kinderbecken und Sonntag, 28. Mai Wettschwimmen. Hubert lauscht, legt die Hände in den Schoß und sein Blick endet im Nirgendwo. Vielleicht spielt er Tischtennis oder er umkreist das Schwimmbecken. Kann sein, er fühlt die Sonne auf der Haut. Keine Ahnung! Auf alle Fälle: Der Bademeister erinnert sich. Mind-blowing. Wirklich wahr!

15

Als ich heimkomme, steht die Balkontür weit offen. Der Wind bläst die Vorhänge auf, wie Segel auf einem Segelboot. Ich lege die Handflächen auf die Vorhänge und denke, wie viele Stürme es in dieser Wohnung schon gegeben hat. Ich schließe die Balkontür, setze mich auf die Couch und schlage mir eine Decke um die Beine. Ich nehme die Fernbedienung, werfe sie mit der rechten Hand hoch, fange sie mit der linken und überlege mir ein neues Versteck. Ist mein neues Hobby, die Fernbedienung zu verstecken. Die Geräusche aus dem Badezimmer signalisieren Ausgehstimmung. Natürlich hört sie nicht auf mich. Ich würde mir auch nicht sagen lassen, mit wem ich ausgehen soll. Ich schiebe die Fernbedienung unter den Teppich und bemerke, dass ich völlig grundlos gut gelaunt bin, schließe die Augen, höre Donnergrollen und das Aufschlagen von Regentropfen.

Da hängt er, der Regenschirm, schwarze Nähte, transparent, an unserer neuen Ikea-Garderobe, die er letzten Samstag montiert hat. Cremefarben, schlicht, schön, genau das habe sie gewollt, hat Mama gesagt. Den Regenschirm hat sie von ihm bekommen.

Er heißt Jürgen. Sieben Wochen ist Jürgen im Rennen. Jürgen ist nicht nur neu, er ist der erste Mann nach Papa. Sechs Jahre lang war hier Frieden. Solange ich denken kann, sind wir ohne Regenschirm und ohne Garderobe ausgekommen. Unsere Jacken sind es gewohnt, über eine Stuhllehne geworfen zu werden, und wir gehören nicht zu denen, die in Panik verfallen, nur weil drei Regentropfen vom Himmel fallen. Dafür haben wir zu viel erlebt.

Jeden Tag erklärt Mama, welche Vorteile diese Garderobe gegenüber anderen Garderoben hat. Trotzdem lasse ich mir kein X für ein U vormachen.

«Er zieht nicht hier ein», sage ich, als Mama aus dem Badezimmer kommt.

«Wer?», fragt sie.

«Na, wer wohl», sage ich und denke an die Fernbedienung.

«Jürgen?», fragt sie. Als könnte sie nicht bis drei zählen.

«Der Bestatter», sage ich.

Dass ich ein Problem damit habe, dass Jürgen Bestatter ist, haben wir gefühlt zwanzig Mal diskutiert. Ich solle mich nicht so anstellen, sagt sie, ich sei keine fünf mehr, es müsse auch Bestatter geben. Ich starre auf die Wölbung im Teppich.

«Und lass das mit der Fernbedienung», sagt sie prompt.

«Ich muss sie verstecken», sage ich.

«Warum?»

«Weil Jürgen fernsehsüchtig ist.»

«Ist er nicht.»

«Ist er doch.»

«Nein, ist er nicht, er ist nur interessiert.»

«Von wegen interessiert», sage ich, «woran denn?»

Unsere Gespräche über Jürgen finde ich belebend. Immerhin reden wir miteinander. In den vergangenen Monaten gab es nicht viel zu sagen. Mathematik und Camilla waren unsere einzigen Themen. In Mathe, wer hätte das gedacht, soll ich mich verbessern und Camilla soll ich nachts nicht füttern. Sie will eine gesunde Katze, hat Mama gesagt.

«Es macht keinen Spaß, nachts allein zu essen», habe ich erklärt.

«Nachts sollst du schlafen», war ihre Antwort.

Es leuchtet mir ein, dass ich nachts schlafen soll, und ja, ich esse spät. Sachen, die man spätnachts nicht essen soll: Rührei. Chips. Prinzenrolle. Dragee Keksi. Im Nachhinein bereue ich mein Gelage jedes Mal, wobei das Sprichwort, dass man aus Fehlern lernt, auf mich nicht zutrifft. Der Haken an der Sache ist, dass ich tagsüber wenig mit mir selbst zu tun habe und alle Gedanken, für die ich tagsüber keine Zeit habe, nach zweiundzwanzig Uhr über mich herfallen. Es meldet sich eine Stimme in meinem Kopf, die mir diktiert, ich solle nachdenken, und nachdenken kann ich am besten, wenn ich esse. Wobei, ehrlich, meistens ignoriere ich die Stimme. Ich lenke mich ab. Das kann man. Man kann seine Gedanken zudecken, wie der Käse die Ananas auf dem Toast Hawaii.

«Was machst du, wenn du nachts nicht schlafen kannst?», frage ich Ewa.

«Schaue Hubert.»
«Und was noch?»
«Häkeln, stricken.»
«Und was strickst du?»
«Schal und Mütze.»
«Welche Farbe?»
«Grau.»
«Ist Grau nicht langweilig?»
«Gutes Grau», nickt Ewa und lächelt.
«Gutes Grau für Marek?», will ich wissen.

Ewa antwortet nicht. Ich habe entschieden, mir nichts daraus zu machen, wenn sie nicht antwortet. Ihr Kopf ist randvoll mit der Sorge um Hubert und der Frage, ob sie alles richtig macht.

Von Zeit zu Zeit grüble auch ich über Hubert und Ewa. Die beiden sind nicht automatisch weg, nur weil ich die Tür hinter mir zuziehe. Gelegentlich nehme ich die beiden mit nach Hause, natürlich nicht in echt. Man könnte sagen, sie verfolgen mich. Der Clou an der Sache: Ich bekomme nichts dafür bezahlt. Ich stehe im Badezimmer, kämme meine Haare und höre Ewa sagen: «Putzt mit Kamm Zähne.» Ich schlüpfe in meinen Pyjama, putze meine Zähne und höre Ewa sagen: «Kämmt mit Zahnbürste Haare.» Ich lasse die Zahnbürste sinken, stütze mich auf den Rand des Waschbeckens und spüre eine sanfte Traurigkeit darüber, dass die Dinge so sind, wie sie sind.

16

Heute Nachmittag gönne ich mir zwei unentschuldigte Fehlstunden. Dreißig unentschuldigte Fehlstunden pro Schuljahr sind erlaubt, dreißig pro Semester wären mir lieber. Wenn ich richtig gezählt habe, liege ich, plus/minus, bei etwa siebzehn. Das entspricht um diese Jahreszeit etwa meinen Fehlstunden vom Vorjahr. Zehn Stunden spare ich mir für die letzten Wochen vor den Sommerferien auf, vorausschauend, nicht wahr?

Auslöser für meinen freien Nachmittag war das Gerede von Lisa und Ben beim Mittagessen. Die beiden haben sich an meinen Tisch gesetzt. Die letzten freien Plätze, was hätte ich machen sollen?

«Bitte, gerne», habe ich gesagt und die Maiskörner von meiner Gabel fallen lassen. Und dann hat Ben von seiner Schwester erzählt, die ihre Sachen in Schubladen stopft, anstatt aufzuräumen, weswegen seine Mum regelmäßig ausrastet. Im Gegenzug hat Lisa mit ihrem Elfenlächeln erklärt, es gäbe auf Youtube hilfreiche Aufräumtricks für Jugendliche. Ich musste zuhören, weil ich schlecht im Weghören bin, und als ob das noch nicht genug wäre, fragte Ben beim Apfelkompott: «Räumst du dein Zimmer auf, Linda?»

«Klar», habe ich gesagt, mein Tablett genommen und

Ben seine schwarze Wollmütze, die er ganzjährig trägt, über die Augen gezogen.

Genau genommen geht es mir oft so. Ich sitze oder stehe neben den anderen und beobachte, wie ich innerlich aussteige oder erst gar nicht einsteige und mich abgetrennt fühle.

Ähnlich wie Hubert: Ich suche den Ausgang und finde ihn nicht. Ich weiß nicht, ob die anderen das mitbekommen. Man kann Hausaufgaben, Erledigungen, Rechenabläufe, Geburtstage vergessen, weil man vergesslich ist oder wie in meinem Fall, weil man nichts damit zu tun haben will. Weder Mama noch meine Lehrer fragen nach, warum ich anders bin. Sie wollen nur, dass ich funktioniere. Im Grunde macht Mama es wie der Nachtfalter. Auch für mich gibt es einen Plan A. Aus mir soll etwas werden, dabei interessiert niemanden, wer ich wirklich bin.

Bei trockenem Wetter verbringe ich meine Fehlstunden auf der Parkbank hinter der Kirche. Ich feiere diese Parkbank richtig, weil meine Beine den Boden nicht erreichen. Sie baumeln zehn Zentimeter über dem Boden. Rechtes Bein vor, linkes Bein zurück, wie ein Pendel. Auf mich wirkt das beruhigend.

Die wenigsten Touristen entdecken diesen Park. Sie denken, da hinter der Kirche sei nichts, außer Wiese und Scheinwerfer, die nachts die Kirche beleuchten. Mir soll das recht sein. Ich will nicht alle Plätze mit den Touristen teilen. Generell bin ich schlecht im Teilen. Nicht einmal Sorgen teile ich.

Neulich bin ich mit Kevin hier gesessen und wir haben uns darüber unterhalten, wie blöd unsere Kindheit war. Wir haben Erinnerung um Erinnerung hervorgekramt. Als würden wir einen vollgeräumten Dachboden entrümpeln. Hat gutgetan.

«In der Kindheit passiert viel Dummes», habe ich gesagt und daran denken müssen, wie ich im Kindergarten einen großen Teller auf meine Zehen fallen ließ, der kleine Zeh tagelang geschwollen war und ich danach nie mehr einen großen Teller tragen durfte.

«Man sollte schon erwachsen geboren werden», haben wir übereingestimmt und gelacht, aber das Lachen hat sich irgendwie seltsam angefühlt.

Auch im hintersten Eck ist die Stadt noch laut. Einsatzfahrzeuge sind immer zu hören. Man hört das Näherkommen und Abrücken der Sirenen. Manchmal stelle ich mir vor, wie es wäre, in einer Großstadt zu wohnen. Millionen von Menschen. U-Bahn. Straßenbahn. Flugzeuge. Alle machen ihre Wege, studieren, gehen ihrer Arbeit nach. Alle rennen, essen, schlafen. Ich male mir aus, was alles zeitgleich passiert und dass die Menschen so zahlreich sind, dass sich die Last auf alle verteilt und sich der Einzelne nicht so wichtig zu nehmen braucht.

17

Hubert gibt Milch in seinen Kaffee und schaut mich mit großen Augen an. Auch wenn er an Worten spart, verstehe ich ihn. Ich reiche ihm einen Teelöffel, er nimmt ihn und zieht damit Kreise auf dem Tisch. Ich rücke die Tasse zurecht und helfe ein wenig nach, sodass der Löffel in der Tasse landet.

«Alles nicht so einfach», sage ich, klopfe ihm auf die Schulter, hole eine Tasse für mich und greife nach der Thermoskanne. Ein winziger Schluck von der lauwarmen Brühe genügt.

Das trinkst du?, möchte ich fragen und presse die Lippen aufeinander.

Heute früh war die Warnblinkanlage auf Pink gesprungen. In immer kürzeren Abständen kommt es vor, dass Hubert Ewa verdächtigt, sie wolle ihn vergiften. An seiner Stelle hätte ich nicht die Medikamente, sondern vielmehr den Kaffee unter Verdacht.

Der volle Medikamentendispenser mit Huberts Tagesration liegt auf dem Fernseher. Meiner Meinung nach geht das Schiff nicht unter, nur weil er einmal sein Renitec nicht bekommt. Aber Ewa kann sich da richtig reinsteigern. «Bekommt Hirnschlag, bekommt Hirnschlag», tobt sie.

«Lass uns den Ball ins Rollen bringen», zwinkere ich Ewa zu. Dass Ewa morgen abreist und die Neue kommt, daran darf ich gar nicht denken. Der Nachtfalter sagt, das wird die Hölle. Ich hoffe, ganz so schlimm wird es nicht.

Aus dem Medikamentendispenser kippe ich vier Tabletten in meine Handfläche. Eine kleine, weiß, länglich. Eine kleine, rosa, rund. Zwei größere, davon eine rund und rötlich, die andere länglich und weiß.

«Wofür sind die?», will Hubert wissen.

«Fürs Herz, Hubert.»

Er schüttelt den Kopf. «Ich hab nichts am Herzen.»

«Komm schon, Hubert, nimm die Tabletten.»

«Ihr wollt mich vergiften.»

Pink, denke ich. «Nimmst du die Tabletten jetzt?»

«Einen Scheiß werde ich», brummt er, «nimm sie selber.»

Ich wende mich ab, damit er mein Lachen nicht bemerkt, und denke, dass ich es genauso machen würde.

Hubert steht auf, vergräbt die Hände in den Hosentaschen und geht ans Fenster. Ich kippe die Tabletten zurück in den Dispenser.

«Weißt du was», sage ich, «künftig mache ich es wie du. Ich vergrabe meine Hände in den Hosentaschen und schaue für den Rest meines Lebens aus dem Fenster. Ich habe nämlich keine Lust auf den Bockmist.»

Und während ich in meine Hosentaschen lange, denke ich, dass meine Hosen für das Vergraben der Hände zu eng sind.

So ein Tablettenszenario dauert im günstigsten Fall fünf, im ungünstigsten Fall fünfunddreißig Minuten. Mich trifft das Ganze nur, wenn Ewa versagt. «Ist nicht deine Schuld», sage ich zu ihr, «macht, was will.»

Ich glaube, Ewa will so oft weg, wie sie Tee kocht, und Tee kocht sie nicht selten. Während sie wartet, bis der Wasserkocher pfeift, summt sie die polnische Landeshymne, mit einer Leidenschaft, als stünden Pauken und Trompeten hinter ihr. Im Takt schlägt ihre flache Hand auf die Arbeitsfläche. Sie schüttet Kamillenblüten in einen Halbliterkrug, die Hälfte daneben. Sie wischt die Blüten hektisch in ihre Handfläche und kippt sie zurück in die Blechdose, auf der Krakau abgebildet ist. Nach dem Verschließen der Dose küsst sie die Wawel. Ihre Augen leuchten wie schmale Schlitze, aus denen Zorn und Überforderung funkeln.

«Wie Fliege in Auge», zischt sie. Ich befürchte, sie meint Hubert. Den Tee kocht sie für sich. Hubert rührt Tee nicht an. Wenn ich ihm doch einen anbiete, sagt er: «Mach dir ein Fußbad damit.»

«Ich bin zu jung für Fußbäder», antworte ich. Da er fortlaufend Dinge verlernt oder vergisst, biete ich ihm von Zeit zu Zeit trotzdem Tee an. Vielleicht hat er ja vergessen, dass er Tee nicht mag. Ewa lässt jeden Tee dreißig Minuten ziehen.

«Braucht Farbe», sagt sie.

«Du auch», sage ich, «du auch.»

Manchmal nützt es, wenn ich die Tabletten in ein Schnapsglas fülle. Es kann sein, dass er sie dann in den Mund kippt. Es kann aber auch sein, dass er mir das

Glas zurückgibt oder wir das Glas, wie den Schwarzen Peter, hin und her reichen. Hubert fährt mit dem Zeigefinger ins Glas, schubst die Tabletten an und hebt die Augenbrauen, als wollte er fragen, ob mir die Argumente ausgegangen sind.

«Arztverordnung», sage ich.

«Ich nehme keine Tabletten, Punkt», antwortet Hubert.

«Dein Hausarzt hat die Tabletten aber verordnet. Solange er die Tabletten nicht absetzt, musst du sie nehmen.»

Hubert murmelt Unverständliches, schwenkt das Schnapsglas und wirft die Tabletten an die Wand.

«Freu dich auf Marek», sage ich zu Ewa, «kreative Lösung», sage ich zu Hubert.

Ewa geht raus. Ihre Körperhaltung spricht Bände, höchste Zeit, abzureisen. Ich überlege, ob ich nachschauen soll, auf welches Datum die Matheschularbeit verschoben worden ist, aber was soll das bringen?

«Ich lerne kein Mathe, Punkt», murmle ich vor mich hin, gehe zur Toilette, wasche die Hände, mache einen Abstecher nach Klein-Polen, umarme Ewa, starre auf ihren gepackten Koffer, gehe zurück ins Wohnzimmer, sammle die Tabletten ein, finde drei von vier, lege sie Hubert in die Hand. Und er? Er schluckt sie.

Wenige Minuten später sitzt Hubert vor seinem Apfelkuchen und schiebt das Essen im Mund umher. Er fährt mit der Zunge Kreise in der rechten Wangentasche. Und noch einen Kreis. Und noch einen. Als ließe sich seine Zunge nicht abstellen.

«Was machst du?», frage ich und lege sanft meine Handfläche auf seine Wange. Irritiert schaut er mich an, während seine Zunge weitere Kreise dreht. Da, wo ich Weiß in meinen Augen habe, hat Hubert Gelb.

«Kommt von Leber», behauptet Ewa.

Jetzt schiebt er das Essen auf die andere Seite. Seine Zunge fährt einen Kreis in der linken Wangentasche. Und noch einen. Und noch einen. Ewa lehnt am Geschirrspüler und tippt auf ihrem Handy. Wahrscheinlich schreibt sie mit Marek. Ich male mir die Begegnung der beiden aus: spazieren, tanzen, kleine Reise, Sex nicht.

Zwei Wochen ist es her, dass ich gesehen habe, wie Ewa Hubert den Mund ausgeräumt hat. «Sammelt, aber schluckt nicht», hat sie erklärt, einen Latexhandschuh übergezogen und zerkautes Irgendwas aus seinem Mund gefischt. War schrecklich anzusehen.

«Du bist kein Hamster», sage ich und lege meine Hand auf seinen Rücken, «schlucken, Hubert, schlucken.»

Es funktioniert. Er schluckt.

«Verlernt er jetzt das Schlucken?», frage ich.

Ewa antwortet nicht.

«Und was machen wir, wenn er das Schlucken verlernt?», frage ich weiter.

Keine Antwort.

«Man kann schlucken doch nicht verlernen, oder?», frage ich genervt. Vielleicht ist Ewa zu erschöpft, um zu antworten, oder sie denkt, ich müsste längst verstanden haben, wohin die Reise geht.

18

Ich weiß, wohin die Reise geht, und ich verstehe so manches. Was ich jedoch nicht verstehe, ist, warum sich die Menschen vor dem Tod fürchten. Würden sie sich vor dem Leben fürchten, das könnte ich verstehen. Erst gestern sind Kevin und ich zu dem Schluss gekommen, dass alles, wirklich alles, zwischen Geburt und Tod beängstigend ist. Das Leben kommt einem mit voller Wucht entgegen. Man versucht zu entsprechen und scheitert, immer wieder. Seinen Frieden hat man nie. Immer muss man etwas nachweisen, man selbst ist nie genug. Traurig ist das, wirklich traurig.

Beim Gedanken an den Tod kommt mir das Bild einer tiefschwarzen Krähe in den Sinn, ihr Schrei aufdringlich, blechern, als bliebe er dem Vogel im Hals stecken. Das Federkleid feierlich glänzend, Krallen und Schnabel matt. Mit ihrem Schnabel hackt die Krähe das gelebte Leben in Zeitabschnitte, von der Geburt bis zum Tod. Alles Vergangene zerfällt. Alle Zusammenhänge werden unklar. Niemand weiß mehr, wie das eine zum anderen geführt hat. Der Stress fällt weg. Sogar der Druck, seine Träume zu verwirklichen, löst sich auf und endlich ist Frieden. Diesen Frieden stelle ich mir wie einen Sog vor, und der Sog ist für alle gleich, auch für jene, die am Leben hängen. Das Gute am Ende des Lebens ist, dass man einfach loslassen darf.

Huberts Zustand ist wechselhaft. Es gibt gute und schlechte Tage. Und es gibt richtig gute und richtig schlechte Tage. Die richtig guten sind selten geworden. Die richtig schlechten häufen sich. Manchmal macht Hubert den Eindruck, als fehle ihm gar nichts. Leider hält das meist nicht lange an. Oft sind es Situationen, in denen etwas seine Aufmerksamkeit beansprucht. Zum Beispiel ein Fußballspiel ohne Ton oder er sieht aus dem Fenster und beobachtet das Wetter. Im Wetterbeobachten ist er wirklich ausdauernd. Das macht ihm keiner so leicht nach. Er kann zwanzig Minuten, Hände in den Hosentaschen, vor sich hin murrend, am Fenster stehen und den Kopf von einer Seite zur anderen neigen und den Himmel beobachten.

«Gibt es Regen?», frage ich. Er beachtet mich nicht, macht einen kleinen Schritt nach vorne, öffnet das Fenster, schließt es sofort wieder.

«Stimmt der Wetterbericht?», frage ich. Keine Antwort.

Will ich ihm meine Wetter-App erklären, zeigt er kein Interesse.

«Ist aber wirklich supergenial, die App, Hubert, wirklich!», sage ich.

Ist Hubert entspannt, ist Ewa entspannt. Sie hat mir erzählt, dass sie jeden Abend dafür betet, dass sie alles richtig macht. Wenn man sich das so durch den Kopf gehen lässt: Respekt vor Ewa. Sie will einen guten Job machen, nämlich von Herzen, nicht nur wegen der Kohle.

Auch ich mag es, wenn Hubert gut drauf ist. Wir chillen völlig stressfrei. Am besten jedoch wirkt ein entspannter Hubert auf den Nachtfalter. Ist ja verständlich. Sie macht sich eben Gedanken, über das Krankheitsbild, ob sie etwas tun kann und was noch alles auf sie und ihren Vater zukommt. Unlängst hat sie eine Beratungsbroschüre für Angehörige angeschleppt und mir daraus vorgelesen. Tränen standen in ihren Augen, als sie las, dass Huberts Hirnmasse weniger wird. Ist ja auch wirklich kein Spaß!

«Wahrscheinlich gibt es deswegen in seinem Kopf so viel Platz für Tohuwabohu», habe ich gesagt, «praktisch gesehen hat er viel Kapazität für wirre Gedanken.»

«Ja, leider», hat der Nachtfalter mir zugestimmt.

An den richtig schlechten Tagen herrscht Chaos. Steht man neben Hubert, hat man das Gefühl, dass ihn die Unruhe zerreißt. Ist er schlecht drauf, wird Ewa unzufrieden, der Nachtfalter dreht am Rad und ich bin die Einzige, die ruhig bleibt. Faszinierend ist, dass Hubert es schafft, meine ganze Aufmerksamkeit auf sich zu ziehen. Meine Lehrer wären begeistert, würde ihnen das gelingen.

Macht Hubert Stress, bin ich automatisch hellwach. Man kann es sich nicht leisten, mit den Gedanken irgendwo zu sein, wenn er sein Zuhause oder seine Geschwister sucht. Zudem entwickelt er an richtig chaotischen Tagen eine motorische Unruhe, die uns alle auf Trab hält. Er stolpert die ganze Zeit und nicht selten stürzt er. Er schlägt sich die Lippe auf oder es gibt eine üble Schürfwunde, im schlimmsten Fall eine Platzwunde. Auf seiner Haut, die dünn wie Papier ist, sieht alles schlimm aus. Zweimal musste er bisher geröntgt und einmal genäht werden. Solche Tage sind für Ewa und auch für Huberts Tochter richtig schlimm. Vor Wochen, Ewa und ich waren gerade in der Küche, ist er mit dem Schädel auf die Tischkante geknallt. Wir haben den Knall bis in die Küche gehört. Ewa wusste sofort, dass etwas passiert war. Auf dem Weg ins Wohnzimmer fuchtelte sie mit den Armen: «Bitte nix gebrochen, bitte nix gebrochen.» Und selbstverständlich stellte Huberts Tochter anschließend die Frage, wie um Himmels willen so etwas passieren konnte. Und dann lief das volle Programm mit Tränen und Drama und allem Drum und Dran. Mir war das zu steil, wirklich wahr! Ich habe mich zu Hubert gesetzt, die Fingerkuppen der rechten Hand an die der linken gelegt und Wald gewählt.

19

Der Schneebesen liegt locker in Ewas Hand und schlägt rhythmisch gegen die Emaille. Ich deute auf den Herd.

«Beinwell», sagt sie, «wird Salbe.»

Was sonst?, denke ich. Sie greift in ihre Kittelschürze und hält mir einen Rosenkranz hin.

«Was soll ich damit?», frage ich.

«Für Schule, kann helfen», nickt sie aufmunternd.

Ich zögere.

«Geschenk für dich», sagt Ewa.

«Und du?»

Sie stemmt die Hände in die Hüften: «Habe viele.»

Die Tatsache, dass die Glitzersteine auf der Rückseite meines Taschenrechners nichts gebracht haben, lässt mich nach dem Rosenkranz greifen. «Wenn du meinst», sage ich, nehme das Geschenk an mich und drehe die Perlen zwischen meinen Fingern.

Ich wünschte, die gute Grete, meine Matheprofessorin, wäre so zuversichtlich wie Ewa. Vergangenen Dienstag hat sie gesagt, sie würde mich aufgeben. Um die Stimmung zu lockern, habe ich geantwortet: «Man gibt einen Brief auf, nicht einen Schüler.» Witzig fand sie das nicht. Humor findet man eher bei Lehrern in Nebenfächern. Wir geben Hubert doch auch nicht auf, nur weil er nicht funktioniert. Wenn wir alle aufgeben, die nicht funktionieren, na bravo! Auf meiner Beerdigung wird die gute Grete darüber grübeln, ob sie Mitschuld an meinem Tod hat. Immerhin zählt sie nicht zu den Lehrern, die den Schülern das Leben erleichtern. Aber im Grunde, was kümmert es mich. Ich bin gern ein Brief in Richtung Himmel.

Während ich noch überlege, wie man eine nah am Wasser gebaute Pflegerin verabschiedet, schlingt Ewa ihre Arme um mich und küsst meine Stirn hundertmal. Tränen rinnen über ihre Wangen. Sie schluchzt, sagt kein Wort, lässt mich los, tritt einen Schritt zurück, hält mich an den Schultern, als wolle sie sagen: Groß bist du geworden. Dann presst sie einen letzten Kuss auf meine Stirn, wirft das Geschirrtuch neben die Abwasch und verlässt die Küche.

Als ich in der Garderobe in meine Sneakers schlüpfe, steht sie hinter mir.

«Wir sehen uns», sage ich.

«In zweiundvierzig Tagen», sagt Ewa.

«Genau», sage ich, «in zweiundvierzig Tagen.»

«Hab nicht geschafft», sagt sie.

«Fingernägel?», frage ich.

«Sechs von zehn», sagt sie.

«Na, immerhin.»

«Aber Nägel wie Adler.»

«Macht nichts. Lass gut sein.»

Ich frage mich, was sein wird, nach Huberts Tod. Fremde werden hier einziehen. Fremde, die von all dem, was wir erlebt haben, nichts wissen. Eine junge Frau wird einziehen, Kurzhaarschnitt, mit Hund, ohne Mann, mit durchschnittlichem Einkommen und guter Hirnfunktion. Auf der Fensterbank werden Sonnenblumenkerne für die Vögel liegen. Hier wird niemand aus der Pool-Wein-Golf-Liga einziehen. Nicht in dieser Gegend, in einem Mehrparteienhaus, auf 60 m^2. Vielleicht zieht Würmchen mit seinen Eltern ein. Zuerst der Opel, dann die Wohnung. Egal wer einzieht, so wird man die Wohnung nicht belassen. Niemand wird die Dinge haben wollen, die Rosalie und Hubert angeschafft haben. Von einem Moment auf den anderen werden die Dinge keinen Wert mehr haben. Nichts wird gut genug sein. Alles hier ist in die Jahre gekommen, nicht nur Hubert, auch der Wasserhahn tropft.

Ich liege im Bett, kraule Camilla, die quer über meinem Bauch liegt, und bewege meine Zehen, damit sich wenigstens irgendwas tut. Mama schläft beim Bestatter.

«Geh nur, Camilla holt uns eine Funghi», sage ich, um ihr ein schlechtes Gewissen zu machen. «Wo hast du die Chips?», frage ich Camilla, als Mama weg ist, und greife unters Bett. «Ah, da haben wir sie ja.»

Wenn Ewa morgen abreist und Hubert bei der Neuen stirbt, sehe ich Ewa nie wieder. Auch für Hubert will ich nicht, dass er bei der Neuen stirbt. Er kennt sie doch gar nicht. Der Nachtfalter sagt, wir fangen von vorne an, und dass sie keine Kraft hat, von vorne anzufangen. Ich finde es nicht gut, dass ausgerechnet jetzt die Pflegerinnen wechseln, aber eine andere Lösung gibt es nicht. Ewa ist am Anschlag. Und Hubert? Er schaut auf sein Bett und sagt «Nest». Den ganzen Tag über sucht er sein Zuhause und er sagt, er muss auf seine Geschwister aufpassen, weil seine Eltern bei der Arbeit sind. Und der Knaller: er hat das Rauchen verlernt. Gibt man ihm eine Zigarette, steckt er sie zu den Walnusshälften in die rechte Hosentasche. Anfang der Woche haben der Nachtfalter und ich alle Spiegel mit Zeitungspapier abgeklebt. «Wie in der Schule, zu viele Personen auf engem Raum», habe ich zu Huberts Tochter gesagt. Die Spiegel zu verdecken, war meine Idee. Camilla räkelt sich, gähnt und springt vom Bett. «Hol endlich Pizza», rufe ich ihr nach.

Ich lege die Handflächen auf meinen Bauch und frage mich, wie Ewa das aushält. Sie geht von einem zum anderen, bis gestorben wird. Sie baut Klein-Polen auf, reiht Zierkissen an Zierkissen, kocht und pflegt und pflegt und kocht und baut Klein-Polen wieder ab. Bestimmt behält sie jeden Verstorbenen in ihrem Herzen und irgendwann ist ihr Herz randvoll mit Verstorbenen. Wie meine Oma sagte: «Das Wasser fließt stromabwärts, mühelos, nur wir Menschen plagen uns.»

Wir plagen uns mit Verpflichtungen, Verboten, Krankheiten. Frauen plagen sich mit Männern, Geburten, Benachteiligung, Männer mit Konkurrenten, Ängsten, Süchten. Künftige Generationen plagen sich mit veralteten Strukturen. Und Kevin? Kevin plagt sich wieder mal mit China. Die alte Leier: Seit dem Ende des Kalten Krieges sei China das einzige Land mit dem notwendigen globalen Engagement, um die Welt nach seinem Bild zu formen. Bis heute bin ich stolz, dass ich mir den Satz überhaupt merken konnte.

«Und was mache ich mit dieser Information?», wollte ich wissen.

«China verändert das Wesen der Welt, das kann dir doch nicht egal sein», meinte er.

Seit gestern macht Kevin Begleitschutz für eine Fünfjährige aus der Nachbarschaft. Erzählt er von ihr, muss ich schmunzeln. Sie heißt Anne Marie. Kevin nennt sie Ami.

«Sind ja nur zwei Straßen», tröstet er sich selbst.

«Kopfnicken zur Begrüßung. Kopfnicken zum Abschied?», frage ich.

Er erzählt, wie anstrengend das sei und dass er es ungern, aber trotzdem macht. Seine Mutter sei bis heute dankbar, dass ich ihn damals mitgenommen habe, und einer alleinerziehenden Mutter dürfe man keine Bitte abschlagen, habe seine Mutter gesagt.

«Ami ballt ihre Fäuste in die Luft und behauptet, sie könne damit Zähne herausschlagen», erzählt er weiter.

«Nett», sage ich.

«Anderen Kindern erzählt sie, sie sei Kindergartenkind von Beruf, und sie hat gelbe Locken.»

Auch das kommt mir bekannt vor.

«Und sie trägt am Weg einen Fahrradhelm.»

«Warum denn das?», will ich wissen.

«I don't know», sagt Kevin, «unter dem Helm gähnt sie, als hätte sie nicht geschlafen.»

«Was macht eine Fünfjährige nachts?», frage ich.

«Sie ist online», vermutet Kevin. Wir lachen, obwohl das nicht lustig ist.

«Stellst du sie mir vor?», frage ich.

«Klar, wenn du mir Hubert vorstellst.»

«Kommt gar nicht infrage, wir sind ja nicht im Zoo», sage ich. Oft genug habe ich Kevin erklärt, dass Hubert und ich in einer dunklen Stunde vereinbart haben, dass Hubert meine Geheimnisse hütet und ich ihn dafür beschütze. So lautet der Deal. In dieser Vereinbarung gibt es kein *Führ mich mal deinen Freunden vor.*

«Wie ein Klotz am Bein?», frage ich.

«Exakt», sagt Kevin, «und auf dem ganzen Kind gibt es nur ein Motiv.»

Fragend schaue ich ihn an.

«Totenköpfe», sagt er. Krass, denke ich, stelle mir Hubert in einem Pullunder mit Totenköpfen vor und komme zu dem Schluss, dass man ab einem gewissen Alter keine Totenköpfe mehr tragen kann.

«Bei jeder Witterung trägt sie Gummistiefel mit Totenköpfen. Und ihr Halstuch?»

«Lass mich raten, Totenköpfe?»

«Ich habe Albträume, ich könnte sie verlieren. Kinder gehen verloren, das hört man immer wieder», sagt Kevin.

«Wegen der zwei Straßen, ich hab dich doch auch nicht verloren», sage ich und fahre ihm durchs Haar. Das hasst er, weswegen ich es mache.

20

Was die Neue betrifft, hatte ich von Anfang an ein schlechtes Gefühl. Manina ist neunundzwanzig, makellos schön und ängstlich. Ich nenne sie Heidi Klum, weil sie ihr verdammt ähnlich sieht. Ihre Unterarme sind übersät mit Sommersprossen und sie spricht nicht. «Ich frage mich, wie sie Hubert pflegen soll, wenn sie nicht spricht», sage ich zum Nachtfalter. Sie ist auch Polin und sie hat einen Vogel, einen echten, in einem Käfig in ihrem Zimmer. So gesehen bleibt Klein-Polen in polnischer Hand, aber wem nützt das. Eine Pflegerin, die nicht spricht, ist wie ein Taxifahrer, der nicht Auto fahren will. Wenn sie etwas sagt, ist ihr Deutsch besser als das von Ewa. Bei jeder Gelegenheit desinfiziert sie sich die Hände. Am Ende ihrer endlosen Beine trägt sie sandfarbene Jesus-Sandalen. In Polen hat sie einen Mann und sie kann sich nichts merken. Gesundkern, aber vergesslich, würde Ewa sagen.

Seit fünf Tagen ist die Neue im Einsatz und man sieht es ihr an, dass sie Heimweh hat. Echtes, nicht nur ein bisschen Heimweh. Ihr vollständiger Name ist Manina Nowak.

«Nowak ist ein häufiger Name in Polen», erklärt der Nachtfalter, «und bedeutet die Neue.»

«Wie passend», zische ich, «wir haben aber keine Lust auf Nowak.»

Wieder einmal starren wir Löcher in den PVC-Boden. Würde ich mich mit Manina anfreunden, fände ich das gegenüber Ewa unfair. Immerhin hat Ewa mir den Rosenkranz für meine Mathe-Challenge dagelassen. Auf Hubert bin ich richtig stolz. Er ignoriert die Neue.

«Noch nie habe ich so eine schöne Frau gesehen», flüstert der Nachtfalter.

«Man möchte ständig näher ran gehen», sage ich, «aber deswegen steigt das Stimmungsbarometer nicht.»

So viel ist klar: Manina kann Ewa nicht das Wasser reichen. So gesehen gibt es zwei Optionen. Entweder Hubert stirbt, am besten morgen, oder ich kneife die Augen zusammen und wenn ich sie öffne, sind sechs Wochen vergangen, Ewa kommt zur Tür herein, presst mich an ihren Busen und alles ist gut.

«Ohne Ringelblume wird das hier nicht funktionieren», sage ich.

Der Nachtfalter schaut mich fragend an: «Wie meinst du das?»

«Na, Ewa!», beginne ich und umkreise den Nachtfalter, wie unser Geografieprofessor das macht, wenn er uns etwas eindringlich erklärt. «Ewa und ihre Ringelblumen-Salbe. Ach, was rede ich! Nicht nur ihre Ringelblumen-Salbe! Alle ihre Salben. Wusstest du, dass ihre Salben überlieferte Rezepturen von ihrer Großmutter sind?» Der Nachtfalter zieht die Augenbrauen hoch. «Und ihre Stoßgebete helfen besser als jeder Druckverband und das Allerwichtigste: Sie mag Hubert.»

«Und Manina?», fragt der Nachtfalter.

«Manina? Manina desinfiziert sich die Hände alle

acht Minuten, als würde sie sich vor uns ekeln. Sie hat keinen Zugang zur Natur und erst recht kein Gespür für Hubert. In ihrem Zimmer steht Aloe vera vom Discounter», sage ich.

Der Nachtfalter rückt näher und flüstert noch leiser: «Ich habe beobachtet, wie sie eine Päckchensuppe von Knorr aufgegossen hat.»

«Ach, du heilige Scheiße», sage ich, «und in Klein-Polen liegen Antibiotika rum.»

«Wirklich?»

Ich nicke.

Der Nachtfalter bläst Luft in Richtung Stirn, dass ihre Stirnfransen tanzen. «Und was machen wir jetzt?»

«Na, beten», antworte ich.

«Warum beten?»

«Beten macht Stress klein, sagt Ewa», erkläre ich und frage mich, ob der Nachtfalter überhaupt irgendwas von dem, was ich erklärt habe, verstanden hat.

21

Ich mag die Stille, die gotischen Bogen, das Licht, das sich ändert, je nachdem, ob Wolken an den runden Fenstern in der Kuppel vorbeiziehen oder die Sonne hereinscheint. Ein geschützter Raum in einer verrückten Welt. Draußen Lärm und Tachykardie, drinnen Frieden und Slowdown.

Ich setze mich immer auf die rechte Seite, in die dritte Bank, nahe dem Mittelgang, weil rechts vom Altar die Marienstatue steht. Wir Frauen müssen zusammenhalten. Ich schließe die Augen und konzentriere mich auf das, was ich wahrnehme. Das Rasseln der Kette beim Weihwasserspritzen. Dumpfes Husten. Das Weinen eines Kindes. Das Zufallen der Tür. Das Schlagen der Glocke im Turm. Das Gehen auf Steinboden im Mittelgang klingt anders als das Gehen auf Holzboden zwischen den Bänken und das Gehen in Stöckelschuhen klingt anders als das Gehen in flachen Schuhen. Spricht jemand beim Hinausgehen, sind die Worte unverständlich, wie das Leben. Oft sind die Schritte der Besucher rhythmisch. Dann denke ich, obwohl ich das nicht will, an Huberts Herzschrittmacher. Der Gedanke lässt mich nicht mehr los. Denk nicht an den rosa Elefanten!

Damit der Gedanke weggeht, stelle ich mir vor, wie das Hallen der Schritte Kreise zieht und am Gemäuer bricht, wie Wellen an Steinklippen. Ich stelle mir Krebse vor, in allen Größen, Krebse, deren Farbe sich kaum von den Klippen abhebt, oder ich denke über das Leben auf dem Land nach. Weniger Abgase, weniger Menschen, Salat aus eigenem Garten, Himbeeren von Büschen, Naturzäune, Landidylle, wie man sie aus diesen Zeitschriften kennt. Der Mensch im grünen Zimmer. Einfache Menschen. Einfache Abläufe. Eins nach dem anderen, runter von der Überholspur. Der Mensch in der Natur, nah bei den Tieren. Ein Arzt für alles. Keine Avocados und Kumquats. Nichts Fremdes. Nur Heimisches: Äpfel, Birnen, Pflaumen, Punkt.

Wenn mir langweilig ist, lehne ich sonntags an der Kirchenmauer und beobachte die Leute, die aus der Messe kommen. Ich versuche, ihnen anzusehen, ob sie glücklich sind, glücklicher als vor dem Gottesdienst. Dafür müsste man einen Vorher-nachher-Vergleich anstellen, wie bei unserer Reinigungskraft in der Schule. Sie hat ihre Nase korrigieren lassen und sie zeigt jedem, wie ihre Nase vor der Operation ausgesehen hat.

Generell ist es schwierig, den Menschen ihr Glück anzusehen. Ich gehe nicht zur Messe, aber wenn ich über den Kirchplatz laufe und höre, dass der Organist spielt, zieht die Musik mich an wie ein Magnet.

«Warst du in der Kirche?», fragt Mama.

«Warum weißt du das?», frage ich zurück.

«Du riechst seltsam», sagt sie.

So ein Orgelspiel fasziniert mich. Es durchflutet das Kirchenschiff und auch die Menschen, die da sitzen. Kann mir gut vorstellen, dass Ewa das gefällt. Wer Zierkissen mag, der mag auch Orgelmusik und geölte Kirchenbänke. Vermutlich mag sie das ganze Drum und Dran. Sie kennt jeden Geistlichen beim Namen, weiß, wo er aufgewachsen und wie er hierhergekommen ist.

Vielleicht wird Ewa zu Maria. Sie will nämlich zu Maria werden, das hat sie mir vor ihrer Abreise anvertraut. «Schräge Pläne hast du», habe ich gesagt. Meine Pläne sind nicht ganz so schräg. Ich möchte mit Kevin in der Kirche übernachten, einmal nur, aber davon erzähle ich niemandem.

22

«Er sucht etwas», sagt sie. Aus ihrem Mund klingt es, als wäre es ein neues Phänomen. Manina steht barfuß im Flur und gestikuliert mit den Händen, als wäre die Stadt ohne Strom. Zum x-ten Mal frage ich mich, warum sie nicht Model geworden ist, lasse sie links liegen und folge dem Geklapper. Und siehe da: Chaos.

Alle Türen und Schubladen des Wohnzimmerschrankes stehen offen. Postkarten, Kuverts, aufgeschlagene Ordner, Klarsichthüllen, Dokumente, Briefe, alles kreuz und quer. Ich lasse meine Fingerkuppen über Rechnungen, Gebrauchsanweisungen und Notizen wandern. Inmitten des Tohuwabohu eine Geburtsurkunde. Ich überfliege das Dokument. Hubert Raichl, geboren in Innsbruck, wusste ich gar nicht.

Hubert kreist um den Wohnzimmertisch. Er wirkt verloren: unruhiger Blick, zittrige Hände, das Hemd klebt nass an Brust und Rücken. Schweißperlen glänzen auf seiner Stirn. Ewa würde ihn fragen, wonach er sucht. Da kennt sie nichts. Sie würde Öl ins Feuer gießen. Dafür hat sie ein besonderes Talent. Über diese Szene könnte ich einen Aufsatz mit vierhundert Wörtern schreiben.

Sucht er etwas? Weiß er, wonach er sucht? Weiß er während des Suchens, wonach er zu Beginn gesucht hat, oder sucht er mittlerweile nach etwas anderem?

Er setzt sich. Das ist meine Chance. Ich gehe in die Hocke, packe ihn am Oberarm und fange seinen Blick ein: «Kann ich helfen?»

«Mir ist nie ein Kind ertrunken», presst er heraus.

«Das weiß ich, Hubert, das weiß ich.»

Ich ziehe einen Stuhl herüber, setze mich ihm gegenüber und spiele ruhender Pol. Heidi Klum steht daneben und hält sich raus, was mir persönlich recht ist. Das hier ist weit mehr als: *Er sucht etwas*.

Hubert stützt die Hände auf die Oberschenkel und nickt bedächtig mit dem Kopf: «Einmal ist es knapp gewesen, aber ertrunken ist mir keines.»

«Gott sei Dank, Hubert. Gott sei Dank», sage ich und tätschle seinen Handrücken, «die Sicherheit der Badegäste geht immer vor, besonders die der kleinen Gäste. Da hast du völlig recht. Ich kann das gut verstehen und ich bin so froh, dass bei dir nie ein Kind ertrunken ist. Das ist wirklich ein großes Glück, Hubert. So ein Glück.»

Und während ich mich frage, ob ich mich durch so ein Gerede beruhigen ließe, steht Hubert erneut auf, geht zwei Runden um den Tisch, schleppend, erschöpft, schließt mit seinen zitternden Händen die oberste Schublade des Schrankes, öffnet sie wieder, bleibt vor mir stehen, fixiert mich und nickt mir grüßend zu, als wäre ich gerade erst gekommen.

«Hallo, Hubert», grüße ich und greife nach seiner Hand. Er entzieht sie mir, nimmt ein Taschentuch aus der Hosentasche, steckt es zurück, nimmt seine Uhr vom Handgelenk, legt sie auf einen Papierstapel, rückt den Stapel näher in die Mitte des Tisches und nickt erneut mit dem Kopf. Ich schaue mich nach etwas um, das helfen könnte, ihn zu beruhigen, etwas, das ihm Orientierung gibt. Das wird klappen: ein Schwarzweißfoto seiner Eltern. Eine lächelnde Frau, ein ernster Mann, Hand in Hand, an ihrem Hochzeitstag, auf irgendwelchen Stufen vor irgendeiner Kapelle.

«Ich muss dir etwas zeigen», sage ich zu Hubert, werfe der hübschen Statistin im Hintergrund einen lehrenden Blick zu und richte meine Aufmerksamkeit dann wieder auf Hubert. Manina wirkt, als hielte sie die Luft an.

Hubert hebt den Blick, legt die Stirn in Falten und schaut mich an, als wäre ich hinter seinen Sparbüchern her.

«Mach mal Pause, Hubert», sage ich, «ich muss dir etwas zeigen», wiederhole ich und positioniere einen Stuhl hinter ihm, lege meine linke Hand auf seinen Rücken und drücke ihn mit meiner rechten sanft nach hinten. Er stemmt sich leicht dagegen, gibt schließlich nach und setzt sich. Ich warte ein paar Augenblicke und strecke ihm das Foto hin. Er greift wie ein Kind, das etwas unbedingt haben will, mit beiden Händen danach und lässt seine Hände auf die Oberschenkel sinken. Ich rücke einen Stuhl neben seinen und setze mich so nah zu ihm, dass er meinen Oberschenkel spüren kann. Gemeinsam schauen wir auf das Foto seiner Eltern.

Mir fällt nichts ein, was ich über die beiden sagen könnte. Ohne mein Zutun hört er auf zu zittern, holt sein Taschentuch hervor, wischt sich mit der rechten Hand die Schweißperlen von der Stirn, während er in der linken noch immer das Foto hält. Im nächsten Moment wendet er sich mir zu, sieht mich eindringlich an und flüstert hinter vorgehaltener Hand: «Es geht nicht ums Gewinnen.»

«Es geht nicht ums Gewinnen», wiederhole ich und spüre, wie es mir das Wasser in die Augen treibt. «Da hast du recht, ums Gewinnen geht es wirklich nicht», sage ich und lege sanft meine Hand auf seinen Unterarm. Und während ich darüber nachdenke, dass ich aufhören muss, gegen alles und jeden anzukämpfen, fällt meine Anspannung wie ein Kartenhaus in sich zusammen. Ich nehme ein paar tiefe Atemzüge, weil es mir so vorkommt, als wäre ich jetzt an der Reihe. Ich fühle, wie recht er hat, und wie auch immer ihm dieser Satz zugefallen ist, er war für mich bestimmt.

Ich höre Heidi Klum das Wohnzimmer verlassen. Leise zieht sie die Tür hinter sich zu. Ich untersage mir, über die Rollenverteilung nachzudenken, und lege die warme Hand auf meine Magengegend. Es geht nicht ums Gewinnen, ums Gewinnen geht es nicht, ums Gewinnen geht es wirklich nicht, plappert eine Stimme in meinem Kopf. Keine Ahnung, weshalb mich dieser Satz tiefenentspannt. Danke, Hubert, danke dafür. Der beste Satz, den je jemand zu mir gesagt hat.

«Ich wusste es schon immer, du bist der Schlaueste von allen», sage ich und gebe ihm einen dicken Kuss auf die Stirn.

Nach einer Weile tippe ich auf das Foto und frage: «Waren deine Eltern da?»

Hubert nickt.

«Schade, dass ich sie verpasst habe», sage ich.

Hubert grinst, als wolle er sagen, daran sei ich selber schuld.

«Dein Vater arbeitet?»

Neuerliches Nicken.

«Wo, hast du gesagt, arbeitet er?»

«In der Stadtgärtnerei», murmelt Hubert.

«In der Stadtgärtnerei», wiederhole ich, «soso, ein grüner Daumen.»

Hubert dreht sein linkes Handgelenk und betrachtet seinen Daumen.

«Wie viele Kinder seid ihr?», frage ich. Hubert zieht die Mundwinkel nach unten, die Schultern nach oben.

«Mehr Jungen oder mehr Mädchen?», komme ich ihm entgegen.

«Halbe-halbe», sagt er.

«Und wie viele Kinder seid ihr?»

«Neun», sagt er, beugt und streckt seinen Daumen und betrachtet seine Hände, als gehörten sie jemand anderem.

Während Hubert sitzend ein Nickerchen macht, staple ich die Unordnung zurück in den Wohnzimmerschrank. Alles rein und Türen zu. Klappt einwandfrei. Die hilfreichen Aufräumtricks auf Youtube kommen mir in den Sinn. So etwas kann nur Lisa einfallen. Dass Hubert erschöpft ist, erstaunt mich nicht. So ein Chaos anzurichten strengt bestimmt an. Huberts Geburtsurkunde lege ich obenauf, weil ich mich erinnere, dass man für das Ausstellen einer Sterbeurkunde die Geburtsurkunde braucht. Zumindest war das bei meiner Oma so. Mama war damals völlig verzweifelt, weil sie Omas Geburtsurkunde nicht finden konnte. Eine Sorge weniger für den Nachtfalter.

Im Vorbeigehen bemerke ich, dass die roten Punkte an Huberts Unterarmen unverändert sind. Anfang der Woche waren sie mir zum ersten Mal aufgefallen. Wir zählen sie nicht, es sind zu viele.

Ich habe die Punkte gegoogelt. Dr. Google sagt, es sind Petechien, das sind punktförmige Einblutungen in die Haut.

Jetzt rührt er sich.

«Na, ausgeschlafen?», frage ich und gehe in die Hocke, um die Punkte besser inspizieren zu können. Hubert gähnt, schaut sich um und blickt freundlich.

«So ein Schläfchen ist eine feine Sache», sage ich und drücke auf einen der roten Punkte an seinem Handrücken «Tut das weh?»

«Teilweise tut das weh», antwortet er.

«Teilweise?», frage ich.

Hubert nickt.

Ich presse mit meinem Zeigefinger auf einen Punkt an seinem Unterarm: «Und das, tut das weh?»

«Wie Sie wollen», sagt Hubert.

«Ach, Hubert», seufze ich, «musst du zur Toilette?»

«Nein, musst du?»

«Nein, danke, ich muss nicht», sage ich und rolle mit den Augen.

«Ich muss jetzt arbeiten», erklärt er.

«Ist okay, ich helfe dir», sage ich.

«Wo hat er sonst noch Punkte?», frage ich Manina, die sich auf leisen Sohlen mit der Gießkanne in der Hand dem Gummibaum nähert.

«An beiden Beinen und am unteren Rücken.»

Ich denke, wie gut sie spricht und dass man über die Punkte nicht mehr zu wissen braucht. Alles geht vorbei, auch Punkte.

Ich gehe in die Küche und hole eine Schale Erdbeeren. Als ich wieder im Wohnzimmer bin, greife ich nach der größten. «Schau, groß wie ein Tischtennisball.»

Hubert verzieht keine Miene.

«Nach Dienstschluss hast du mit deinen Kollegen Tischtennis gespielt, erinnerst du dich?»

Hubert sieht auf die Armbanduhr.

«Schon gut», murmle ich. Mit einem Messer trenne ich das Grün der Erdbeeren ab. Vielleicht hat Hubert eine Allergie auf Erdbeeren, wäre naheliegend, dass Erdbeeren rote Punkte machen. Hubert nimmt das Grün der Erdbeere und versucht, Grün und Rot, wie Legosteine, zusammenzubauen. Ich mache es ihm nach und suche nach dem passenden Grün für meine Erdbeere.

23

Ich mache die Vorhänge zu, lösche das Licht, schalte das Handy aus und ziehe am Stecker des Radioweckers. Die Leuchtziffern 22:23 verschwinden. Jetzt ist es dunkel. Ich taste mich in Richtung Bett, schlüpfe unter die Decke und fühle nichts, außer meinen verstimmten Magen. Als drücke etwas von innen gegen meine Magenwand. Fisch bekommt mir nicht und Fisch, den Jürgen zubereitet, erst recht nicht. Ich hätte nichts davon essen sollen. Man sollte sich zu nichts überreden lassen. Als ob ich das nicht längst wüsste.

Ich schließe die Augen und erzähle der schwarzen Krähe, dass das alles keinen Sinn ergibt und ich mit den Sommerferien nichts anzufangen weiß. Keine zwei Minuten und wir streiten. Fällt mir leicht, mit einer imaginären Krähe zu streiten. Es mangelt ihr an Argumenten. Ich sei zu jung zum Sterben, die alte Leier. Ich ziehe ihre Kommentare ins Lächerliche, ganz einfach weil ich es kann, starre ins Dunkel und denke, was für ein Bullshit, Tod und Trauer mit Schwarz zu assoziieren, nur weil unsere Fantasie nicht ausreicht, dem Tod eine andere Farbe zu geben.

«Es ist einfacher, einen Plan zu haben, als sich fragen zu müssen, wo das alles hinführt», sage ich.

«Trotzdem», kontert die Krähe, «zu jung.»

«Schwieriges Thema», sage ich, «wie soll man sich da einig werden?» Ich werde sie austauschen, gegen eine Papageienart, irgendetwas Buntes.

Vergangene Woche habe ich dreißigmal *Wenn-ich-tot-sein-werde* auf ein Blatt Papier geschrieben. In senkrechten Reihen stand:

Wenn / ich / tot / sein / werde.

Beinahe meditativ war das. Zuerst schrieb ich dreißigmal untereinander, in meiner schönsten Schreibschrift, bemüht wie ein Erstklässler, das Wort *wenn*. Dann dreißigmal *ich* und so weiter. Bei *tot* war mein Mund trocken und ein Fels auf meiner Brust, wie damals, als ich Hubert im Krankenhaus besucht habe.

Sich etwas vorzustellen ist nämlich eine ganz andere Sache, als etwas zu erleben. Woher soll ich wissen, wie es ist, tot zu sein? Man kann nicht wissen, wie es ist, wenn man nicht atmet und das Herz stillsteht. Klar kann man sich vorstellen, ein Kind zu haben, reich oder tot zu sein, aber letztendlich weiß man erst, wie es ist, wenn man ein Kind hat, reich oder tot ist. Dasselbe gilt für Ewas Traummann. Zwar kann sich Ewa vorstellen, wie es sein wird, mit ihrer zweiten Hälfte, aber wissen tut sie es nicht. Sie kennt den Typen ja noch gar nicht.

Das Unpraktische am Totsein ist, dass man nichts richtigstellen kann. Kevin wird sauer auf mich sein und ich werde nichts dagegen tun können. Er wird sich fragen, ob Freunde, die sich das Leben nehmen, je wirkliche Freunde waren, und je länger ich darüber nachdenke, umso besser verstehe ich ihn. Freunde sagen nicht:

Mach du mal ohne mich weiter, mir ist das hier zu anstrengend.

Vielleicht wäre es besser, mit Kevin über den Tod zu reden, so wie Oma mit uns über den Tod geredet hat. Mama und ich, wir wussten genau, wie Oma sich ihre Beerdigung wünscht, weil sie es uns einfach gesagt hat. Oma war der Meinung, dass diese Heimlichtuerei um Tod und Sterben niemandem etwas einbringt. Zudem, denke ich, kommt es darauf an, wie man eine Sache verkauft. Die einen legen ein kariertes DIN-A4-Blatt ins Schaufenster und schreiben in zittriger Schrift mit Bleistift: *Ausverkauf*. Die anderen schreiben in geschwungener Goldschrift auf das Schaufenster: *Sale of Chance*.

Jeden Abend scanne ich meinen Tag nach einem Höhepunkt. Habe ich entschieden, frage ich mich, ob ein anderer anders entscheiden würde. Mein Grübeln stürzt mich in den Abgrund, weil mir bewusst wird, dass jeder sich anders erinnert. Und wenn jeder sich anders erinnert, hat jeder eine andere Realität. Und wenn jeder eine andere Realität hat, gerät alles ins Wanken. Und wenn alles ins Wanken gerät, sind Sicherheit und Halt eine Illusion.

Ich schaue ins Finstere, bis das Schwarz zu Schwarzblau und wieder zu Schwarz wird. Meine Augen gaukeln mir blaugrüne Blitze vor. Ich schaue in Richtung Tür, stelle mir die Schwelle vor, die zwei Zentimeter höher als der Boden liegt, ziehe meine Knie zur Brust, die Bettdecke zum Kinn und umschlinge meine Beine. Jeden Morgen gehe ich über diese Schwelle. Rein theoretisch könnte auch Gutes passieren. Ich drehe mich zur Seite, schmiege meine Wange ans Kopfkissen und stelle mir Hubert vor, der wie ein Stein schläft.

Mit Hubert ist es einfach, mit Kevin nicht. Kevin weiß zu viel. Er weiß, welche Arten wann und warum sterben und welche Auswirkungen das auf das große Ganze hat. Er sagt: «Mit den Details habe ich kein Problem, aber bringt man die Dinge in Zusammenhang, hat man ein großes Problem. Der Menschheit geht der Arsch auf Grundeis, Linda. Das kann ich dir versprechen.»

Gleichgültig, ob er mir seine Prophezeiungen um die Ohren wirft oder versucht, die Missstände zu erklären, irgendwie ist alles anstrengend. Das mit dem CO2-Budget und dem CO2-Restbudget werde ich nie kapieren. «Lass gut sein», sage ich, wenn er es erneut zu erklären versucht.

Als Kevin und ich uns kennenlernten, hatten wir nichts zu lachen. Seine Eltern waren frisch getrennt und meine im Krieg. Wir waren blass und der Stress der Erwachsenen hing wie Nebel in unserer Welt. Schon damals war Kevin zu ernst, zu schlau, kein wirkliches Kind.

«Welcher Siebenjährige beschäftigt sich mit Außenpolitik?», erinnert sich Sara und verdreht die Augen. Sara, Kevins Mama, habe ich von Anfang an gemocht.

«Wir waren auf einem Kennenlerntag für Schüler, Eltern und Lehrer. Eine Wanderung in der ersten Schulwoche, im September, und als wir heimkamen, war Siegbert weg. Das Klavier und die Espressomaschine hat er mitgenommen, alles andere hat er dagelassen, sogar seine Skier», erzählt Sara.

Es gibt Fotos von Kevin am Klavier. Seine winzigen

Händchen neben den Händen seines Vaters. Kevin blieb bei seiner Mama, aus den Tasten wurde eine Tastatur, er wurde zu meinem Klotz am Bein, später zu meinem Freund und ob das alles förderlich für ihn war, sei dahingestellt.

Ich erinnere mich an ein Gespräch wenige Wochen nach der Scheidung meiner Eltern, in dem ich Kevin vorschlug, den Kurs zu ändern.

«Du deckst Missstände auf und studierst Zusammenhänge. Warum suchst du nicht nach Lösungen und verbesserst die Welt?»

Mein Kevin, Greenpeace-Aktivist, dachte ich im Stillen.

Sara verfolgte denselben Plan. Sie sah mich gern und hoffte, unsere Freundschaft würde ihren Sohn in einen lebenstüchtigen Jungen verwandeln. Seit Jahren hegen wir dieselbe Hoffnung: Der grübelnde Junge möge sich schlafen legen und am nächsten Morgen unbekümmert aufstehen. Pusteblume.

So eine Trennung ist ein Scheiß-Ding. Trennung bedeutet, du gehst mit dem Elternteil, der dich bekommt. Die Menschen sagen: «Was für ein Glück, jetzt hast du zwei Kinderzimmer und kannst mit deiner Mama in den Urlaub und mit deinem Papa. Du wirst viele Geschenke bekommen, weil die beiden wegen der Trennung ein schlechtes Gewissen haben. Sie werden dich verwöhnen.» Und du denkst, die Menschen sind durchgeknallt und haben von nichts eine Ahnung. Und sie fragen dich: «Wie geht es deiner Mama? Hat sie einen Freund? Wie geht es deinem Papa? Hat er eine Freundin?» Und zu dir sagen sie: «Du schaffst das schon, du bist stark.» Genau genommen gibt es nach der Scheidung deiner Eltern nur zwei Optionen: Die Welt öffnet sich dir oder du sitzt in der Falle.

Vergangenen Sommer haben wir Kevins Vater besucht. Es war leicht, ihn ausfindig zu machen. Siegbert lebt in Wasserburg, in einem Ein-Zimmer-Appartement, randvoll mit Notenblättern. Mit Zug und Bus war die Adresse gut zu erreichen. Die Espressomaschine habe ich gesehen, sie steht auf dem Fensterbrett. Zur Begrüßung gab es einen Handschlag. Kevin stand Siegbert hilflos gegenüber, ich neben Kevin. So sieht Kevin als Erwachsener aus, dachte ich. Geh nie ohne einen Freund zu deinem leiblichen Vater, haben wir anschließend gescherzt. Kevin wirkte nervös, Siegbert desinteressiert. Siegbert erkundigte sich nach Sara und wollte wissen, ob Kevin in der Schule gut vorankommt. Allein bei der Frage nach der Schule wurde mir schlecht und dann erzählte der Pianist von seiner nächsten Tournee: New York. Wien. München. Stuttgart. Venedig. Bis Venedig konnte ich seiner Aufzählung folgen, danach dachte ich, was für ein Vollidiot. Somit war klar, dass seinem Vorankommen nichts im Weg stand, auch kein computersüchtiger 13-Jähriger. Auf der Nachhausefahrt sprach ich nur das Notwendigste. Ich wollte über Mütter, Väter, Kinder nachdenken. Die Grübelei brachte mich zu keinem Ergebnis. Was soll man sich dazu denken? Allem zum Trotz, auch wenn niemand sonst es tut, ich glaube an Kevin. Er ist ein super Freund, ein toller Junge.

24

Hubert spricht nur, wenn er gefragt wird. Auch die Schöne spricht nur, wenn sie gefragt wird oder wenn sie eine Frage hat, sozusagen Minimalprogramm. Ihr Deutsch ist wirklich gut, ihre Fragen formuliert sie exakt. Wenn Manina Fragen stellt, sind es immer drei, ist mir aufgefallen. Sie scheint sie zu sammeln und auf einen günstigen Moment zu warten. Wie sehr ich Ewa vermisse! Manchmal denke ich, ich schmeiße den Job hin, aber dann müssten wir wegziehen. Ich könnte nicht so tun, als ginge mich Hubert nichts an. Dafür ist es zu spät. Wie auch immer, ohne Ewa bleibt hier alles emotionslos. Kein *spirit*. Kein Gegenwind. Schrecklich.

Hubert, Ewa und ich, wie soll ich das erklären? Ich kann nicht sagen, dass wir beste Freunde sind, das wäre übertrieben. Wir spüren einander. Wir sind wie Wellen, die ineinander- oder zumindest zueinanderfließen, oder wie dieses Kinderspiel mit den Händen. Die eine Hand wird auf die oberste Hand gelegt, die unterste Hand wird weggezogen und wieder auf die oberste gelegt und so weiter. Gefühle, Stimmungen, Gesten stapeln sich. Mal liegt Huberts Knurren obenauf, mal Ewas Landeshymne, mal mein Humor.

«Ewa soll zurückkommen», sage ich zu Camilla und

kraule sie zwischen den Ohren. Camilla legt sich quer über meine Oberschenkel, ihre Pfoten baumeln nach allen Seiten, was so viel heißt wie: mir egal.

Bisher hat es niemanden gestört, dass Hubert schlecht hört. Es hat bestimmt Vorteile, wenn das Gehör nachlässt. Vermutlich hat er seine Gründe dafür. Nicht, dass ich ihm unterstelle, er würde das steuern, aber seine Seele vielleicht. Ist eine Art Schonwaschgang am Ende des Lebens, wenn man nicht mehr alles mitbekommt. Ich wäre froh, ich müsste nicht alles hören.

Linda, bring den Müll raus.

Träumst du schon wieder?

Leider: Nicht genügend.

Und der schlimmste Satz von allen: Geh in dein Kinderzimmer.

Wie angewurzelt bleibe ich stehen und töte Mama mit meinem Blick, wenn sie das sagt.

«Dann eben Jugendzimmer», stöhnt sie, «wo ist denn da der Unterschied?»

«Wo da der Unterschied ist?», frage ich, «wäre ich ein Kind, müsstest du mich beaufsichtigen und könntest nicht mit dem Bestatter um die Häuser ziehen.»

«Wir ziehen nicht um die Häuser», sagt sie, «und er heißt Jürgen.»

«Jürgen, der Bestatter», sage ich.

Mir macht es nichts aus, dass ich mit Hubert laut reden muss, aber Manina scheint es tatsächlich zu stören.

«Er braucht ein Hörgerät», war eines ihrer ersten Statements. Kaum war sie da, war sie heiser.

«Braucht er jetzt wegen Manina ein Hörgerät?», frage ich den Nachtfalter.

«So kann man es nicht sagen», antwortet sie.

«Ist doch witzlos! Kann hier jeder reinlatschen und mitbestimmen?», protestiere ich, «man sollte Hubert fragen, ob er ein Hörgerät möchte, und ich traue mich zu wetten, dass er keines will, weil er nämlich keines braucht.»

«Irgendwie kann ich Manina verstehen, sie ist den ganzen Tag hier», antwortet der Nachtfalter. Ich denke mir, dass genau das das Problem ist, und male mir aus, was Hubert mit dem Hörgerät alles anstellen wird.

«Aber warum rege ich mich überhaupt auf», sage ich, «macht es einen Unterschied, ob wir Zahnprothesen oder Hörgeräte suchen?»

«Vielleicht warten wir ab, was Ewa dazu meint», sagt der Nachtfalter und greift nach ihrer Gucci-Tasche.

Ich nehme ein Glas Wasser und denke: Welch grandiose Idee!

«Ich weiß, du meinst es gut, Linda», sagt sie.

Ich fühle, wie Tränen in meine Augen steigen. So weit kommt es noch, dass ich hier rumflenne, denke ich und schlucke meine Wut.

Den Nachtfalter habe ich einmal, Ewa oft und Hubert nie weinen gesehen. Zwar hat er manchmal glasige Augen, die gelegentlich tränen, so wie seine Nase rinnt, aber Tränen, so richtige? Nein. In meiner Anwesenheit hat Hubert nie geweint und auch nicht bei Ewa. Das hätte sie mir erzählt. Ich kenne viele seiner Stimmungen: Stirnrunzeln und Zusammenschieben der Augenbrauen bei Giftanschlägen oder sonstigem Misstrauen. Sich räuspern und schlucken bei Verlegenheit und Unsicherheit. Hände in den Hosentaschen vergraben und zum Fenster raus starren bei Überforderung oder Fluchttendenz. Aber weinen habe ich ihn nie gesehen.

«Und Würmchen kommt nicht mehr?», frage ich den Nachtfalter.

Manina ist völlig anders als Ewa. Manina hat kein Zubehör.

Keinen Schmuck.

Keine Tasche.

Keine Accessoires.

«Sie weiß, dass sie genügt», sagt der Nachtfalter. Auch Klein-Polen ist schmucklos. Ihr Bettzeug hat sie mitgebracht. Nicht eine Nacht würde sie auf dem Kopfkissen ihrer Vorgängerin schlafen. Ewa und Manina – so unterschiedlich wie Tag und Nacht.

Ewa ist eine Vollblut-Pflegerin mit Herz, die nebenbei die Wohnung sauber hält. Manina ist eine Reinigungskraft, die nebenbei einem dementen Herrn begegnet. «Betreuung ist weit hergeholt», sage ich zum Nachtfalter, «ihre Beziehung zum Staubsauger ist inniger als zu uns.»

Manina scheint generell ein Problem mit Schmutz zu haben. Obst und Gemüse wäscht sie mit Essigwasser. Dreimal täglich putzt sie das Badezimmerwaschbecken und Besteck gibt sie in kochendes Wasser, bevor sie es poliert. Dass sie mit dem Kot ihres Kanarienvogels kein Problem hat, überrascht mich.

«Kannst du sie mal fragen, wie sie zu dem Vogel kommt?», frage ich den Nachtfalter.

«Warum fragst du sie nicht selbst?»

«Ich will nicht, dass sie denkt, ich interessiere mich für sie», sage ich.

Das zentrale Thema in Ewas Leben ist es, ihre zweite Hälfte zu finden. Sie habe Angst vor der Geburt, hat Manina gesagt, als sie der Nachtfalter fragte, ob sie Kinder wolle. Ewa hingegen hätte gerne Kinder gehabt. Fragt man Ewa, ob sie gerne Kinder hätte, sagt sie, sie sei zu alt dafür, und zeigt auf ihren Unterleib. Ohne Pause behauptet sie dann: «Aber nicht zu alt für zweite Hälfte», und errötet. Das muss man sich mal auf der Zunge zergehen lassen. Ewa glaubt ernsthaft, sie sei die Hälfte eines Ganzen.

«Ewa», habe ich gesagt, «du willst behaupten, erst nachdem man geheiratet hat, ist man vollständig? Und wenn man sich scheiden lässt, ist man dann wieder unvollständig oder wie?»

Auf meine Frage, warum Würmchen nicht mehr kommt, habe ich keine Antwort bekommen. Vermutlich gibt es jemanden, dem es nicht in den Kram passt, dass Leonie bei ihrem dementen Uropa abhängt.

«Menschen haben Ängste, wenn sie sich mit etwas nicht auskennen», sagt Mama. Für Würmchen macht es keinen Unterschied, ob sie sich mit Hubert oder mit den Freundinnen ihrer Oma langweilt. Auf alle Fälle ist der Nachtfalter meiner Frage ausgewichen, dabei weiß ich aus erster Hand, dass das mit Würmchen und Hubert gut funktioniert.

Eines Nachmittags stand der Nachtfalter in der Tür

und hat Ewa gebeten, sie möge, weil sie mit dem Hausmeister etwas Dringendes zu besprechen habe, kurz auf Würmchen aufpassen. Ewa hat mir die ganze Geschichte bis ins Detail erzählt. Sie habe zum Nachtfalter gesagt, sie hüte Würmchen wie ihren Augapfel. Hat lange Zeit in Klein-Polen an der Pinnwand gehangen: *Etwas wie seinen Augapfel hüten bedeutet besonders sorgsam mit etwas umgehen.* Seither liebt Ewa diese Redewendung.

Ich sehe die Szene vor mir: Der Nachtfalter mit hängenden Flügeln und Ewa mit ihren liebenden Augen. Kaum waren die drei allein, hat Ewa ein Experiment gestartet. Sie hat Würmchen im Maxi-Cosi von einem Zimmer ins nächste getragen und Hubert ist ihr auf Schritt und Tritt gefolgt. Und dort, wo sie Leonie abgestellt hat, kam Hubert und setzte sich daneben. Keine Handbreit habe zwischen den beiden Platz gehabt. Wie ein Magnet habe Würmchen auf Hubert gewirkt. Und Hubert wirkte so entspannt wie selten. Da soll mir einer erklären, warum Würmchen nicht mehr kommt.

25

Die Variante für Sara lautet: Kevin schläft bei mir. Die Variante für Mama lautet: Ich übernachte bei Kevin.

«Was ist denn das Neues?», will Mama wissen, «du schläfst bei Kevin?»

«Immer mal was Neues», antworte ich, greife nach dem Regenschirm und bohre die Spitze in ihr Herz.

Ich lege den Zeigefinger an meine Lippen und halte für Sekunden den Atem an. Die Schritte entfernen sich, die Kirchentür fällt ins Schloss. Zweimal wird der Schlüssel gedreht. Abwarten, sagt eine Stimme in meinem Kopf.

«Die Luft ist rein», zischt Kevin. Ich bewege meine steifen Knie und klettere aus dem Beichtstuhl. Zuerst ich, dann Kevin. Grinsend zeigt er Daumen hoch und bläst die Luft aus den Wangen. Wie eine große, stolze Schwester klopfe ich Kevin auf die Schulter. Während mir der Geruch von ausgelöschten Kerzen in die Nase steigt, jagt eine Hitzewelle durch meinen Kopf. Fahrig taste ich im Dunkeln nach meinem Rucksack. Warum nur bin ich so aufgeregt? Vielleicht, weil ich mir in den Kopf gesetzt habe, dass diese Nacht etwas Besonderes werden soll.

Besonders schön.

Besonders aufregend.

Besonders unheimlich.

Völlig egal, Hauptsache, besonders. Kevin soll unsere gemeinsame Nacht in der Kirche nie vergessen. Ein Vermächtnis sozusagen. Ein Vermächtnis unter Freunden, zum Drüberstreuen über schlechte Tage. Wie die Tonaufnahmen im Strandbad – ein Höhepunkt.

Wir hätten auch im Freien schlafen können, im Zelt oder unter freiem Himmel. Vielleicht wäre es eine sternenklare Nacht geworden. Auf jeden Fall stimmt der Spruch mit der Wahl und der Qual. Trotzdem, die Kirche war mein erster Impuls. «Glaubst du, dass es in Kirchen spukt?», frage ich.

Kevin zuckt mit den Schultern.

Ich breite die Arme aus und drehe mich im Kreis. «Man ist gefangen und geborgen.»

Kevin sieht mich an, als wäre ich durchgeknallt, und klopft mit der flachen Hand auf sein Kissen, wie Ewa mit ihrem Klopfer auf scheußliche Teppiche.

«Spinnst du!», fauche ich und schaue mich um.

«Mach dir nicht ins Hemd», zischt Kevin, «wegen der schnuckeligen Alarmanlage.»

Seine Reaktion kränkt mich. Er spielt sich auf, dabei hat er keine Ahnung, wie bedeutend diese Nacht für ihn sein wird.

Die Bänke sind gepolstert. Kissen und Fleecedecken werden ausreichen. Zudem, wer weiß, ob wir schlafen. Wir haben uns darauf geeinigt, die Taschenlampen am Handy nicht zu benutzen. Für die Beleuchtung haben wir zusätzliche Taschenlampen aus Huberts Kellerabteil mitgenommen. Ich leuchte auf Kevins Turnschuhe und frage ihn nach seiner Schuhgröße.

«44», sagt er, kramt seine Taschenlampe hervor und leuchtet mir direkt ins Gesicht.

«Lass das, Blödmann», zische ich und halte mir die Hand vor die Augen.

Auf meine Frage, ob er mit mir in der Kirche übernachten wolle, hat er gesagt: «Weil du es bist.»

Ich habe meine Hand auf seine gelegt, ihm mein schönstes Lächeln geschenkt und seine Antwort wiederholt: «Weil du es bist.»

Ich hätte mir gewünscht, da wäre ein Dritter gewesen, ein Zeuge sozusagen, einer, der gesagt hätte: «Weil ihr es seid.»

Ich befürchte, Kevin hat die Bedeutsamkeit des Augenblicks voll verpasst. Jungs eben. Ich habe die Szene in Gedanken viele Male durchgespielt, in etlichen möglichen Varianten: heiter, dramatisch, traurig. Für mich wohl eines der schwierigsten Dinge überhaupt: die vielen Möglichkeiten.

Kevin schläft seit einer Stunde. So entspannt habe ich ihn nie gesehen. Als hätte er nie von Strahlung und Mikroplastik gehört. Er atmet ruhig, kaum hörbar. Blass ist er, blass und mager. Wer weiß, was diese Nacht alles verändern wird? Vielleicht alles? Der Heilige Geist kommt über mich und morgen früh bin ich Ewas Meinung: «Leben ist Geschenk». Und Kevin wird endlich zum Greenpeace-Aktivisten. Alles ist möglich. Dieser Club ist doch bekannt für Wunder.

«Na, du Hoffnungsträger», sage ich zu Jesus am Kreuz, nicke ihm zu und streife mit meiner Hand über die geölte Kirchenbank. Ich schnalze, lausche dem Hall, kreise meine Schultern und lege meinen Kopf in den Nacken. «Ganz schön kalt hier», sage ich, «Tee mit Farbe wäre gut.»

Ich werde niemandem von der Aktion erzählen, auch Ewa nicht, obwohl sie darüber überglücklich wäre. Wenige Tage vor ihrer Abreise hat Ewa mir Texte vom *Gegrüßet seist du Maria* und *Vaterunser* in die Hand gedrückt und dazu einen Ablaufplan fürs Rosenkranzbeten. Alles handgeschrieben. Wie so oft hat sie erklärt: «Beten macht Stress klein.» Ich habe alles dabei. Vielleicht nehme ich das Vaterunser, falte ein Schiffchen daraus und lasse es im Weihwasserbecken schwimmen. Den Rosenkranz lege ich ins Schiffchen. Kentert es, laufe ich vors Auto, kentert es nicht, bleibe ich am Leben.

Unglaublich! Legt sich auf eine Kirchenbank und schläft, als wäre er im Fünf-Sterne-Hotel. Ich beobachte, wie sich Kevins Brustkorb hebt und senkt. Ich fixiere seine Augenlider und suggeriere ihm, dass er aufwachen soll, und siehe da: Ich kann zaubern.

«Hey du», sagt er und schaut mich verwundert an.

«Hey du», sage ich und grinse.

«Wie spät ist es?», fragt er.

«Ein Uhr.»

«Echt?»

«Scheint dir zu bekommen, eine Nacht ohne PC», sage ich.

Kevin setzt sich auf, legt den Hinterkopf in die Hände

und dehnt den Nacken. «Scheißkaltes Hotel», schimpft er.

«Wir können um den Silberaltar joggen», sage ich.

Er grinst.

«Hunger?», frage ich.

Kevin nickt.

«Lassen wir es krachen», sage ich, packe einen Schokoriegel aus und breche ihn in zwei Hälften, lege die Hälften aneinander und gebe Kevin das größere Stück. Für den Fall, dass weder Jesus zu uns spricht noch Maria erscheint, soll Kevin sich erinnern, dass ich ihm das größere Stück gegeben habe.

«Was hast du die ganze Zeit gemacht?», will er wissen.

«In der Bibel gelesen», sage ich, «war nichts anderes da.»

Kevin nickt und grinst und weil ich sein Grinsen mag, grinse ich auch.

«Und hast du für mich gebetet?», fragt er weiter.

«Sollte ich?», frage ich irritiert.

«Man weiß nie, was kommt», sagt er und schlingt seine dünnen Arme um mich.

26

Definitiv verrückt an der Nacht war die Zeit zwischen drei und sechs. Die längsten Stunden meines Lebens. Weiß Gott, wer die Zeit angehalten hat. Ich war es nicht.

Kevin sprach exakt fünf Worte: «Ich will in mein Bett», und das alle zehn Minuten. Hier und da ein müdes Nicken. Als wir im Beichtstuhl die heilige Luft, so habe ich die Luft in der Kirche als Kind genannt, atmeten, dachte ich darüber nach, dass Sara glaubte, Kevin sei bei uns, und Mama dachte, ich sei bei Kevin. Und mir wurde klar, dass man nicht wirklich davon ausgehen kann, alles sei gut, nur weil man es denkt. Die letzte halbe Stunde, die wir im Beichtstuhl zubrachten, erschien es uns kälter als die Stunden davor. Künftig wird mir die Nacht in der Kirche einfallen, wenn Mama über eingeschlafene Beine jammert. Kurz nach sechs hörten wir endlich den Schlüssel im Schloss.

Summa summarum, würde Hubert sagen: Die Nacht war für die Katz. Kein tiefsinniges Gespräch über Leben und Tod, schon gar nicht über das Leben nach dem Tod. Nichts besonders Schönes, nichts besonders Aufregendes, nichts Spannendes war vorgefallen. Einfach nur eine Nacht in der Kirche. Mehr nicht. Den meisten Menschen würde das genügen, weil sie zufrieden sind, mit dem, was geboten wird. Sie stehen in der Früh auf und drücken auf *Repeat*. Sie wiederholen das Gewohnte und sie vermeiden Veränderung. Dieselben Abläufe, dasselbe Essen, dieselbe Musik, dieselben Wege. Tag für Tag. Jahr für Jahr. Fragt man Menschen, wie es ihnen geht, sagen sie: «Alles im grünen Bereich.» Alles im grünen Bereich? Wie viele Farben gibt es denn?, möchte ich sie anschreien. Und frage ich Kevin, wie das alles weitergeht, sagt er: «Gar nicht, weil der Mensch A zu langsam auf Missstände reagiert, B zu bequem und C zu dumm ist.» Und weil ich ein Fünkchen Hoffnung bewahren möchte, sage ich: «Die Menschen sind mit Aufgaben und Konsum zugedröhnt. Bequem, kann sein, aber dumm? Ich weiß nicht.»

Er knallt mir Tabellen von stratosphärischem Ozonabbau und atmosphärischer Aerosolbelastung vor die Nase, erklärt, dass der Mensch all das verursacht, und entschuldigt sich, mir keine bessere Prognose geben zu können. Und frage ich, was er jetzt vorhat, verschränkt er die Arme vor der Brust und sagt: «Ich habe Kollegen, die sind vorbereitet. Sie können das Überlebenshandbuch auswendig und sind in Besitz von Notfalltasche, Stromaggregat, solarbetrieben, Wassertank, die haben alles.»

«Und du?», frage ich.

Resigniert hebt er die Schultern.

«Wo kommt ihr denn her?», fragt Sara. Kevin murmelt etwas Unverständliches und wirft seine Jacke zu Boden.

«Nicht dein Ernst, Sportsfreund?», schimpft sie.

Murrend nimmt er die Jacke und hängt sie auf.

«Na, geht doch», sagt sie, «viel habt ihr beiden nicht geschlafen.»

Ich mag Sara wirklich. Sie kommt klar rüber. Lautlos spreche ich den Satz, den sie in den nächsten fünf Sekunden sagen wird. Eins. Zwei. Drei. Jetzt.

«Wärst du so lieb und würdest lüften, Linda?»

«Geht klar», sage ich. Das sage ich jedes Mal.

Kevins Zimmer ist eine Höhle. Es gibt keinen Platz für jugendliche Extremitäten. Bett, Couch, Bücherregal, Computertisch, Gaming-Stuhl, Sitzsack, alles ragt ineinander. Einen Kleiderschrank gibt es nicht.

«Sinnlos für zwei Hosen und vier T-Shirts», sagt Kevin. So gesehen bräuchte er auch kein Bücherregal, für drei Donald-Duck-Bücher und einen Mickey-Mouse-Wecker, aber ich mische mich da nicht ein. Ganz abgesehen davon ist er zu alt für Donald Duck und Mickey Mouse. Bisher habe ich an seinem Kleidungsstil nicht gerüttelt. Mittlerweile denke ich, es wäre an der Zeit, ihm zu sagen, dass seine Raiffeisen-Shirts out sind und es nicht ausreicht, zwischen grauer und schwarzer Jogginghose zu entscheiden. Jungs sind eben anders, dafür gibt es Beispiele wie Sand am Meer. Da wäre beispielsweise seine Art, sich zu entschuldigen. Er schickt eine Nachricht und schreibt *sry* und ich denke: Ist das wirklich zu viel verlangt, *sorry* auszuschreiben? Würde er mich fragen, ob ich seine Entschuldigung bekommen habe, was er nicht tut, würde ich sagen: «Vergeude bloß keine Buchstaben.»

Jedes Mal bin ich nahe dran, zurückzuschreiben, was das werden soll. Seine Antwort wäre: *sry* = *sorry*. Jungs geben nicht zu, wenn sie etwas verbockt haben, so wie sie nicht verlieren können und erst recht nicht zugeben, dass sie schummeln, eben weil sie nicht verlieren können.

Kevins Zimmer sieht wie eine Rechenzentrale aus. Er hat drei Bildschirme. Wir steigen über Dinge. Freie Flächen auf dem Boden gibt es nicht.

«Warum machst du die Vorhänge nie auf?», frage ich.

«Wozu?»

«Damit Licht reinkommt.»

«Frauen», sagt Kevin.

«Bin ich die Einzige, die das Fenster öffnen darf?», frage ich.

Er nickt.

«Und warum deine Mama nicht?»

«Sonst latscht sie jeden Tag hier rein und bringt alles durcheinander.»

«Aha», sage ich und starre auf das Chaos.

Ich positioniere den Sitzsack so, dass ich die vorbeifliegenden Blätter draußen vorm Fenster sehen kann. Ich schwöre, das ist besser als Kino. Immer wieder kommt eine Windböe, die einen Schwung Blätter herumwirbelt, was ein XXL-Gefühl an Geborgenheit in mir auslöst. Ich rolle mich zusammen, greife nach Kevins Bettdecke und ziehe sie hoch bis zum Kinn. Bei Sonnenuntergängen und Weihnachtsbeleuchtung bin ich völlig unsentimental, nur der Herbst, der rührt mich. Es ist die Jahreszeit, in der man alles machen kann. Man kann im See schwimmen oder einen Zwei-Meter-Schal um seinen Hals wickeln. Man kann Eis oder Maroni essen, Shorts oder Winterstiefel tragen. Ganz wie man will.

Kevin chillt auf seinem Gaming-Stuhl, während ich mich tiefer in den Sitzsack grabe, den rechten Fuß nah an meinen Körper ziehe und mit Zeige- und Mittelfinger das Loch in meiner Socke aufdehne.

«Wirf rüber», sage ich und deute auf die Tempo-Box.

«Außer Schnupfen hat die Nacht nichts gebracht», schimpft er.

Ich möchte ihm sagen, wie viel mir unsere Freundschaft bedeutet, aber ich traue mich nicht. Stattdessen ändere ich den Tonfall und sage: «Sie hören die Nachrichten: Zwei Jugendliche haben in einer Kirche in Bregenz übernachtet. Die Jugendlichen hatten sich im Beichtstuhl versteckt. Den beiden geht es gut. Außer einem Schnupfen haben sie keinen Schaden davongetragen. Noch ist unklar, warum die Jugendlichen in der Kirche übernachtet haben.»

«Ja, genau, warum eigentlich?», fragt Kevin und sieht mich mit großen Augen an.

Ich lasse mich tiefer in den Sitzsack sinken, schaue auf Saturn und Uranus, die von der Deckenlampe baumeln, frage mich, ob das Planetenmodell maßstabsgetreu ist, und sage: «Weil unsere Freundschaft Bestand hat, über den Tod hinaus.»

Heilige Scheiße. Was rede ich da? Ich halte die Luft an und warte auf Kevins Kommentar. «Bist du noch da?», frage ich, richte mich auf und schaue in sein Gesicht.

«Na, dann kann ja nichts schiefgehen», sagt er und lächelt.

«Genau», sage ich und lasse mich erleichtert zurückfallen. Während Kevin in den Tiefen des Internets versinkt, entspanne ich mich mehr und mehr und nehme mir vor, für immer einzuschlafen. Die Grenze zwischen meinem Körper und dem Sitzsack verschwimmt. Als wäre ich in eine Form gegossen.

27

Hubert kann kaum noch gehen. Seine Füße haften am Boden. Als würde ihn jemand zurückhalten. Wir sind dort angekommen, wo wir nie hinwollten. Jetzt meint er es ernst mit dem Rückzug.

Seine Nase rinnt, die Augen tränen. Fällt etwas zu Boden, hebt er es nicht auf. Wir sterben, denke ich, deute auf die Erbsen, sage «grün» und denke an die Weite des blauen Himmels, den Hubert nicht sehen kann. Für ihn macht es keinen Unterschied. Ist ihm alles egal: Grün oder Blau, Erbsen oder Himmel.

Niemand von uns hat Erfahrung mit Sterbenden und Ewa will ich nicht anrufen. Googelt man, wie viele Atemzüge ein Mensch in der Minute braucht, findet man in der Rubrik Erwachsene zwölf bis fünfzehn. Ich nehme das Handy, starte die Stoppuhr und beobachte Huberts Brustkorb. Während ich zähle, treibt ein leises Ticken die Sekunden voran.

Wahrscheinlich hat Mama recht, vielleicht sollte nicht ich, sondern der Nachtfalter hier sitzen. Ich halte die Stoppuhr an, stelle die Zeit auf null, konzentriere mich, starte die Stoppuhr von Neuem und beginne von vorne zu zählen. Nach sechzig Sekunden das Ergebnis: sieben Atemzüge.

«Was haben wir nicht schon alles erlebt», sage ich und greife nach Huberts Hand. Seine warm. Meine warm. Man könnte glauben, die Welt sei in Ordnung. «Sparprogramm?», frage ich und ziehe die Augenbrauen hoch.

Hubert reagiert nicht.

«Ich bin kein Arzt, Hubert, aber Bombe ist das nicht», sage ich und schaue auf die gerahmten Fotos an der Wand. Hubert und eine Frau auf einer Wanderung. Ein Baby im Gras. Ein Hund an Deck eines Schiffes.

Genau genommen tut das mit den Atemzügen nichts zur Sache. Hubert liegt friedlich. Er muss keinen Marathon laufen. Fünf Atemzüge mehr oder weniger verändern nichts.

«Trägst du einen Pyjama für Alt-Bademeister?», frage ich. Der Pyjama hat dieselbe Farbe wie original BEMA-Schwimmflügel. «Krasses Orange», sage ich, setze die Stoppuhr zurück, starte von vorne und zähle nochmals für sechzig Sekunden. Dasselbe Ergebnis: sieben Atemzüge. «Schöne Zahl», sage ich.

Vielleicht stirbt er, sobald Rosalies Eau de Toilette aufgebraucht ist. Nur mehr ein Zentimeter Flüssigkeit ist im Flakon. Auch wenn er nicht nach Rosalie fragt, weiß ich, dass er auf sie wartet. Jeden Abend sprüht Manina einen Spritzer von Rosalies Eau de Toilette, Kölnisch Wasser, auf sein Kopfkissen. «Ein Spritzer wirkt wahre Wunder», habe ich zu Manina gesagt, «seit Ewa das macht, schläft Hubert wie ein Baby.»

Im Schnitt ist Hubert acht Stunden wach. Es gibt aber auch Tage, an denen schläft er achtzehn Stunden.

«Er schläft den Schlaf des Gerechten», behauptet der Nachtfalter.

Wenn er schläft, schläft er. Wenn er wach ist, ist er wach. Seine Entscheidung. Die Tabletten mörsern wir und schmuggeln sie in die Leberstreichwurst.

«Tut mir leid, dass wir dich austricksen», sage ich und öffne das Fenster. «Früher war alles besser», sage ich und meine es genau so, wie ich es sage.

Bin ich mit Hubert allein, küsse ich ihn auf die Stirn. Mir macht das nichts aus, ich mache das gerne. Oder ich male mit meinem Daumen ein Kreuzzeichen auf seine Stirn.

«Grüße von deiner Mama», sage ich oder «Gott behüte dich.» Das mit *Gott behüte dich* habe ich frei erfunden. «Unterm Strich», sage ich, «kann ein Segen nicht schaden.»

Unterm Strich ist eine Redewendung, die ich von Hubert übernommen habe, gleich wie *summa summarum.* Offenbar war es ihm wichtig, Bilanz zu ziehen.

«Jetzt sind wir zuständig für Huberts Bilanz», sage ich zum Nachtfalter. Unterm Strich kann man sagen, dass alle sich um Hubert bemühen.

In den Stunden, in denen er wach ist, bringen wir hundert Teelöffel Flüssigkeit in ihn hinein, minus ein paar Milliliter, die sein T-Shirt aufsaugt. Wenn wir ihm nichts zu trinken geben, trinkt er nicht. Wenn wir ihm nichts zu essen geben, isst er nicht. Wären wir nicht da, wäre er schon weg.

Ende der Vorstellung.

Aus die Maus.

Das mit der Liste war meine Idee. Fünf Teelöffel Johannisbeersaft ergeben einen Strich. Abends zählt Manina die Striche zusammen. Ich bin sicher, sie schummelt. Aber die Liste ergibt trotzdem Sinn.

«Wir überwachen die Einfuhr», sagt Manina. Klar haben wir überlegt, Ewa anzurufen, aber niemand hat etwas davon, wenn Ewa sich sorgt, am allerwenigsten Ewa.

Würden wir Ewa anrufen, würde sie uns sagen, was zu tun ist, Hubert würde sich entspannen und sterben. Das will ich nicht. Ich will nicht, dass er stirbt. Nicht, solange Ewa nicht da ist. Er kennt Manina doch gar nicht. Wir machen es so: Wir halten durch und warten auf Ewa. Was hast du vor? Stirbst du jetzt?, möchte ich ihn fragen, aber die Worte bleiben mir im Hals stecken.

Der Nachtfalter hat erzählt, dass Huberts Mama ihren Kindern von klein auf beim Verlassen des Hauses mit dem Daumen ein Kreuzzeichen mit Weihwasser auf die Stirn gemacht hat. Und da ich denke, dass Hubert dieses Haus vielleicht schon bald verlassen wird, mache ich das stellvertretend für seine Mama. Es gibt mir ein gutes Gefühl und ihm vielleicht auch.

Seine Gesichtsfarbe ist schwer zu beschreiben, auf alle Fälle blasser als hellgrau. Seine Augen sind gerötet und trocken, als wäre ihm die Tränenproduktion zu aufwendig. Was sein Herzschrittmacher macht, will ich mir gar nicht ausmalen. Absichtlich taste ich nicht nach seinem Puls. Am meisten irritiert mich dieses sanfte Lächeln auf seinen bläulichen Lippen, als wollte er sagen: Freunde, das war's, bemüht euch nicht.

Natürlich bemühen wir uns, das heißt, ich bemühe mich. Der Nachtfalter kommt, weint und geht. Manina verbringt die Tage in Gummistiefeln, steht in der Badewanne und bürstet die Fugen zwischen den Fliesen. Der Geruch von Zitrone flutet die Wohnung. Ich vermute, sie hat einen Wasch- und Reinigungszwang. In ihrem Körper steht das Desinfektionsmittel bestimmt hoch bis zu den Kniekehlen und verändert ihre DNA. Ich stelle mir vor, wie ich neben Ewa in der Küche stehe und erzähle, dass wir in ihrer Abwesenheit vom Boden essen konnten. Der Nachtfalter macht ein nachdenkliches Gesicht und sagt, sie glaube, Manina sei die Koseform von Maria, sicher jedoch sei sie sich nicht, und dann behauptet sie, dass Mano Hand bedeute und Manino Händchen.

«Passend wäre es schon», sage ich, «ein Händchen für den Haushalt hat sie, die Klum.»

Mama erzähle ich nicht mehr als unbedingt notwendig. Ihrer Meinung nach sollte Huberts Tochter nicht die Verantwortung auf polnische Pflegerinnen und eine Fünfzehnjährige abschieben. Zu Huberts Kräfteverlust addieren sich die schwächer werdende Sonne, sinkende Temperaturen und tote Blätter. In Summe ein trauriges Ergebnis.

Sollte Kevin mich nach Hubert fragen, werde ich sagen: «Er stirbt, wenn nicht heute, dann morgen.» Kevin wird mich mit großen Augen anschauen und mir das Gefühl geben, mein Leben sei spannender als seines, dabei ist kein Leben wirklich spannend.

Ich vergleiche das Leben gerne mit einer Flugreise.

Die Geburt ist der Start, die Landung der Tod, dazwischen liegt eine To-do-Liste, die wir zügig abarbeiten. Während der eine hinter der Bar zwei Liter Zitronensaft presst und Holzspieße mit Erdbeeren oder Oliven bestückt, steht der andere im Operationssaal und baut künstliche Herzklappen ein. Wieder ein anderer ist Bestatter.

Kein Leben ist spektakulärer als das andere. Wir sind Geschwister, Nachbarn, Arbeitskollegen, Freunde, Feinde, wohnen in derselben Stadt, leben Haus an Haus, schlafen Wand an Wand, begegnen uns im Treppenhaus, im Bus, beim Bäcker, belohnen uns mit Pizza, Eis, Kino, Urlaub. Wir schlafen schlecht oder nicht. Nur Hubert schläft ständig und gut. Um drei Uhr nachts bestellen wir Socken aus Bio-Baumwolle bei Amazon. Wir geistern durch den Tag, füttern Enten, langweilen uns, treffen, beschimpfen, verlieben und trennen uns in Echtzeit oder online. Wir verschulden uns, finanziell oder menschlich. Wir sind schlecht informiert und gutgläubig. Wir meckern und reden andere schlecht, um uns selbst besser zu fühlen. Wir verbringen zu viel Zeit in geschlossenen Räumen. Wir treten in Fettnäpfchen und das Schlimmste: Wir verbiegen unsere Träume bis zur Unkenntlichkeit. Und wir streiten. Ich stelle mir vor, nach jedem Streit bleiben schwarze Löcher in unserer Aura, wie fette Sommersprossen, aber eben Löcher, die unsere Lebensfreude schlucken. Wir halten durch, geben auf, gehen unter. Wir leben, lachen, lästern und wir sterben.

Drei Tage später ist der Zauber vorbei. Hubert sitzt am Küchentisch, nimmt den Kugelschreiber und malt Kreise in die Tageszeitung, als wäre nichts gewesen. Er isst Gemüsecremesuppe, Löffel für Löffel mit gutem Appetit. In seinem Bauch rumpelt es. Seine Augen tränen, alles wie gehabt. Ich reiche ihm die Hand und sage: «Drück so fest du kannst, Hubert.» Und er reagierte prompt. «Auferstehung», murmle ich.

Hubert ist zurück, warum, weiß ich nicht.

28

«Undankbares Pack! Wenn ich euch erwische», brüllt jemand.

Wir, zusammengekauert in der Speisekammer, ich zwischen Mamas Beinen, ihre Arme um mich geschlungen, ihr Herzschlag an meinem Ohr, mein Herzschlag überall.

«Mach sofort die verdammte Tür auf!», brüllt er.

Ich presse die Handflächen gegen meine Ohren.

«Die verdammte Tür, mach sie auf!»

Etwas wimmert. Das bin ich. Oder Mama. Oder wir beide.

So war das, höre ich mich denken, als ich aufwache. Ich lege die Handflächen wie warme Höhlen über meine Augen und sage mir, dass ich Papa das letzte Mal vor vier Jahren, zehn Meter von mir entfernt, auf dem Frühlingsfest gesehen habe.

«Er hat mich nicht gesehen. Er hat mich nicht sehen wollen. Er hat mich nicht erkannt. Er wollte mich nicht erkennen. Such dir etwas aus», habe ich damals zu Kevin gesagt.

Wie so oft stolpere ich über Camilla, die es sich vor meinem Bett auf dem Teppich gemütlich gemacht hat.

«Machst du das absichtlich?», zische ich, schlüpfe in meinen rosa XXL-Pullover von Tally Weijl und denke an das Paar gestern an der Bushaltestelle. Ohne sie wäre er mir nicht aufgefallen und umgekehrt, aber als Paar waren sie unübersehbar. Die beiden waren in meinem Alter. Es mag komisch klingen, aber der eine machte den anderen schön. Sie suchte in ihrem Rucksack nach dem gestrigen Tag oder wonach auch immer, dabei war etwas zu Boden gefallen. Er bückte sich, um ihr zu helfen, und als sie auf selber Höhe waren, küssten sie sich unverhältnismäßig leidenschaftlich. Die beiden kamen echt und frei und unabhängig rüber. Er stieg in den Bus. Sie stand am Gehsteig. Es regnete und zeitgleich brach die Sonne durch die Wolken und ließ die Bäume erstrahlen und der Wind wirbelte handtellergroße Blätter durch die Luft. Eine Kulisse, filmreif. Im Weggehen drehte sie sich um und warf ihm tausend Kusshände zu. Winke, winke, dachte ich. Es war nicht kitschig. Es war schön. Sie trug denselben Pullover wie ich, rosa XXL mit Kapuze.

Ich schlurfe durch die Wohnung, erreiche die Küche und siehe da: noch ein Liebespaar.

«Kann ich mich zu euch setzen?», frage ich.

«Zu uns?», fragt Mama irritiert.

Ich nicke. Jürgen grinst. Mama bringt Teller, Serviette und Messer. Nie ohne Serviette und nie ohne passendes Motiv.

«Hübsch», sage ich und deute auf den Igel im Laub, «wäre ein gutes Motiv für Ewas Zierkissen.»

«Kakao?», fragt Mama.

Ein Bier, denke ich, obwohl ich noch nie eines getrunken habe, und nicke. Ich streiche Butter und Aprikosenmarmelade auf eine Scheibe Weißbrot, entscheide mich, das Messer abzuschlecken und so zu tun, als hätte ich schon hundert Mal mit den beiden gefrühstückt. Wenn wir so tun, als ob, wird es vielleicht. Mir kommt der Gedanke, dass Jürgen möglicherweise in Mamas Leben gekommen ist, um mich abzulösen. Vielleicht gibt es tatsächlich einen höheren Plan, den ich so wenig verstehe wie das CO_2-Budget. Ich fühle die Nähe der beiden und die Nähe zwischen den beiden. Weniger Fühlen wäre total okay.

«Noch heiß», sagt Mama, als sie den Kakao vor mich hinstellt. Das sagt sie immer. Ich kann mich nicht erinnern, dass sie es einmal nicht gesagt hätte. Schon als kleines Mädchen habe ich mich gefragt, warum sie mir erklärt, der Kakao sei heiß, wo ich den Dampf doch sehen kann. Ich umklammere die Tasse und trinke in kleinen Schlucken.

«Wir haben es gut», sage ich zu Mama und sehe ihr an, dass sie nach meinem Pass fragen möchte, um meine Identität zu prüfen. Sie setzt sich. Ich kann spüren, dass sie sich vor meinem nächsten Satz fürchtet. «Immer gut drauf, Jürgen», sage ich, «wie machst du das?»

Jürgen grinst. Bevor er antworten kann, frage ich: «Isst du eigentlich Fleisch?»

«Schon lange nicht mehr», antwortet er. Mama wirft mir einen Frag-ihn-nicht-aus-Blick zu, doch exakt das habe ich vor. In Gedanken lege ich mir die nächste Frage zurecht und bemühe mich um einen belanglosen Tonfall und einen gelangweilten Gesichtsausdruck.

«Dass deine neue Flamme eine fünfzehnjährige Tochter hat, stört dich nicht?», frage ich und greife entspannt nach dem Bergkäse. Jürgen grinst. Mama spannt die Augen weit auf, vermutlich weil sie nicht als neue Flamme bezeichnet werden will. Ich konzentriere mich auf Jürgen, weil ich es gerade so lustig finde.

«Ist nicht so leicht, heutzutage eine Frau zu finden», sagt er, «und kleine Kinder wären schlimmer.»

«Wie meinst du das?», frage ich und lege den Bergkäse auf mein Croissant.

«Na, ich setze mich nicht auf den Boden und spiele mit denen», antwortet er.

«Ah», sage ich und denke, dass das Interview nicht zu seinen Gunsten verläuft.

«Und wie kommt man zu dem Berufswunsch Bestatter?», frage ich weiter und werfe Mama einen vielsagenden Blick zu.

Jürgen richtet sich auf und dehnt seinen Oberkörper nach rechts und links, als würde ihm die Frage körperliche Schmerzen bereiten: «Berufswunsch ist übertrieben. Das Institut gehört meinem Onkel, er hat Leute gebraucht und gestorben wird immer, also krisensicher.»

Wie schön er antwortet, denke ich. Irgendwie bin ich jetzt richtig in Schwung. Ich vermeide es, Mama anzusehen, und frage weiter: «Wo habt ihr euch eigentlich kennengelernt?»

«Hat sie das nicht erzählt?», fragt er. «Auf dem Friedhof, deine Mama war am Grab deiner Oma.»

«Ah», sage ich und taste nach Camilla, die um meine Beine schleicht.

«Letzte Frage», sage ich und wundere mich, dass er

anhaltend lächelt und Mama noch immer atmet. Gebannt sieht er mir in die Augen.

«Was erwartest du dir von der Beziehung mit Mama?»

Jürgen rückt näher an Mama heran, legt den Arm um ihre Taille und drückt sie an sich. «Ich verreise lieber mit einer Frau als allein und ich esse ungern allein und ich habe es gern lustig, weil mein Job ernst genug ist. Eine lustige Frau, das wäre mir recht.»

«Leuchtet mir ein», sage ich. In dem Moment tut Mama mir richtig leid, weil sie jetzt Tränen in den Augen hat. Und ich denke an Oma, die häufig sagte: Karten auf den Tisch. Jürgen lehnt sich entspannt zurück, als ich endlich von ihm ablasse. Ich nehme Camilla hoch und presse mein Gesicht an ihr Fell. «Na, Frau Stolperstein, auch hungrig?»

Von Zeit zu Zeit mache ich die Vergangenheit schön und wünsche meinen Papa zurück. Ich sehe ihn auf dem Balkon Fleisch grillen, höre ihn ein Bier öffnen und erinnere mich an eine der wenigen Szenen, in denen sie nicht gestritten haben. Wäre Papa nicht weg, wäre Jürgen nicht da. Genau genommen macht es keinen Unterschied, so oder so, bin ich nicht gern zu Hause. Ich weiß nicht, was sich ändern müsste. Oder sagen wir so: Ich weiß, was sich ändern müsste, aber es ist mir klar, dass sich das nicht machen lässt.

Ich wäre für das Katzen-Kind-Modell. Camilla und ich, das würde funktionieren. Dass es zwischen Mama und mir kracht, hat damit zu tun, dass sie sich an mich klammert und ich mit ihren Ängsten nichts anzufangen weiß. Dass sie versucht, mich festzuhalten, kann ich verstehen. Ich bin alles, was sie noch hat. Papa ist weg. Oma ist tot. Aber ihre Ängste und Vorstellungen sind unsinnig, wirklich. Seit ich denken kann, wünscht sie sich gleichaltrige Freundinnen für mich, was beweist, dass sie mich nicht kennt. Gleichaltrige Freundinnen kommen überhaupt nicht infrage. Kevin und Hubert sind meine Freunde. Und was macht sie? Sie ist eifersüchtig auf einen 86-jährigen, dementen Herrn. Jahr und Tag predigt sie, ich soll mich nicht mit unzuverlässigen Menschen abgeben, dabei übersieht sie, dass ich mich generell nicht mit Menschen abgebe. Unsere Unfähigkeit, einen Dialog zu führen, ist der beste Beweis dafür.

«Hörst du mir überhaupt zu?», fragt sie, und dabei liegen ihre Augenbrauen so eng aneinander wie die von Hubert bei Giftanschlägen.

«Du hörst mir doch auch nicht zu», antworte ich.

«Na, dann haben wir ja alles besprochen», sagt sie.

«Ja, haben wir», sage ich. Im Grunde genommen hören wir einander so schlecht zu, dass man meinen könnte, wir hören weg. Nie sitzen wir zusammen, um zuzuhören. Wir reden einfach nur, damit die Dinge gesagt sind. Wir hängen dem anderen die schlechte Laune um. Wer hat noch nicht? Wer will noch mal? Das alles bringt nichts, weil wir uns nie erreichen und nie erreichen werden.

Mama steht am Herd, ihre Schürze straff um die Taille gebunden. Ich starre auf ihren schmalen Rücken. Ihre Ellenbogen tanzen. Wenn ich sie so sehe, von mir abgewandt, wird mir klar, dass wir reden sollten. Mama ist kein Joker in meinem Leben, wobei sie gerne einer wäre. Sie schneidet Zwiebeln und weint. Ob sie wegen der Zwiebeln weint, weiß ich nicht. Immer wieder denke ich über einen Abschiedsbrief nach und verwerfe den Gedanken. Im Grunde ist Mama traumatisiert. Sie versucht, uns beide durchzubringen, so gut sie eben kann. Immer das Ziel vor Augen, dass ich irgendwann auf eigenen Beinen stehe. Selbstverwirklichung war nie ihr Thema. Da gab es mich und meinen gewalttätigen Papa, und als er weg war, war immer noch ich da. Ich bin das Kind, aus dem etwas werden soll, ein aufwendiges Projekt. Mama hatte immer Pech mit Männern und auch sonst fiel ihr nichts in den Schoß, außer mir und ob das ein Glück war, weiß ich nicht. Und Jürgen? Jürgen hat nicht die geringste Vorstellung, wie unbedeutend er in dem Ganzen ist.

29

Hubert weiß, dass sein Leben bedroht ist. Er sorgt sich. Bestimmt sorgt er sich. So was spüre ich und ich finde, man sieht es ihm auch an. Zudem wirkt er genervt. Es nervt ihn, dass wir ihn beschatten und er kein Mitspracherecht hat. Immer wieder schaut er sich um und macht ein paar schnelle Schritte. Als wäre jemand hinter ihm her. Ich bin mir sicher, wäre er handlungsfähig wie früher, würde er die Schöne samt ihren Knorr-Suppen rauswerfen und mich wahrscheinlich hinterher. Er würde sich beim Nachtfalter beklagen, dass zu viele Menschen in seiner Wohnung rumstehen und er aufpassen muss, dass er niemandem auf die Zehen steigt. Ja genau, das würde er! So stelle ich mir den Hubert von damals vor.

Ich lege die Tageszeitung auf den Küchentisch und deute Hubert, sich zu setzen. Sein Blick wandert sprunghaft durch den Raum.

«Komm, Hubert, lass uns schauen, was die Vorarlberger Nachrichten schreiben», sage ich. Ich schlage den Lokalteil auf und lege einen Kugelschreiber in seine Hand. Jetzt malt Hubert Kreise. Alle Kreise sind exakt gleich groß und perfekt gemalt.

«Wie machst du das?», frage ich.

«Ganz einfach, ein Freund von mir hat Geburtstag», sagt er.

«Wie schön, das freut mich.»

Mit jedem Kreis wird er ruhiger. Manchmal bilde ich aus den eingekreisten Worten Geschichten und male den Köpfen, die er einkreist, Dracula-Zähne, Bärte oder Brillen. Zwanzig Kreise später legt Hubert den Kugelschreiber beiseite und streift über das Zeitungspapier, als wolle er es glatt bügeln. Nach ein paar Minuten lege ich meine Hand auf seine: «Lass gut sein, Hubert. Glatter wird es nicht. Komm, wir schreiben deiner Tochter eine Nachricht.»

Ich tippe ins Handy: *Wann kommt Ewa?*

«Magst du senden?», sage ich zu Hubert, nehme seinen Zeigefinger und drücke auf *senden.*

Zehn Minuten später die Antwort: *Ewa ist so gut wie unterwegs.* Ich tippe 15 Mal Daumen hoch, gehe ans Fenster und lege zwei Äpfel aufs Fensterbrett, einfach zum Spaß.

Ewa, Ewa, Ewa, trommelt es in meinem Herzen.

«Hubert, bald ist es vorbei mit dieser Hygiene-Hochburg», sage ich und tröste mehr mich selbst als ihn. Hubert greift in seine linke Hosentasche, holt sein Taschentuch hervor, schnäuzt sich ordentlich die Nase, stopft es zurück, holt fünf Walnusshälften aus der rechten Hosentasche und gibt sie mir.

«Danke», sage ich, «das ist sehr aufmerksam.» Ich lege die Walnusshälften auf meine Handfläche und ordne sie wie eine Blume an, tippe mit meinem Zeigefinger nacheinander auf die Nüsse und zähle: «Eins, zwei, drei, vier.»

«Fünf», sagt Hubert und sieht mich verzweifelt an, als wollte er sagen: Bitte, hilf mir. Was muss ich als Nächstes tun?

Ich überlege und komme zu dem Schluss, dass ihn meine Stimme beruhigen wird: «Habe ich dir schon erzählt, dass ich einen neuen Zahnarzt brauche? Mein alter steht vor der Pensionierung. Weißt du, was er zu mir gesagt hat? Er hat gesagt: Sitzen ist das neue Rauchen. Mein hundertjähriger Zahnarzt will mir erklären, dass wir Jugendlichen uns zu wenig bewegen. Und weißt du, wie sich das Problem lösen lässt? Wenn mir in den Sinn kommt, wie unsportlich ich bin, versuche ich an etwas anderes zu denken, und soll ich dir etwas sagen? Es funktioniert. Trotzdem brauche ich einen neuen Zahnarzt. Mama sagt, sie hat drei Ärzte angerufen. Keiner nimmt neue Patienten. Ich habe ihr gesagt, sie soll sagen, ich sei ein Kind mit Kinderzimmer, vielleicht bekäme ich dann eher einen Termin. Sie fand das nicht lustig.»

Hubert räuspert sich und zupft an seinen Hemdsärmeln. Ich helfe ihm, die Ärmel nach hinten zu krempeln. Gleich darauf ist er wieder auf den Beinen.

«Das war eine kurze Verschnaufpause», sage ich, als er aufsteht und Flächen und Küchenschränke entlangtastet, als müsse er deren Beschaffenheit prüfen. Laut Manina macht er das seit zwei Tagen. Ich bleibe sitzen und beobachte ihn.

«Bist du von der Lebensmittelbehörde?», frage ich. Hubert lässt sich nicht beirren, tastet Griffe ab, schwenkt den Wasserhahn hin und her und nimmt sich nochmals die Arbeitsplatte vor. Mit der flachen Hand streicht er über die Fläche. Vielleicht muss er das machen? Wer weiß, wie viele Stimmen er in seinem Kopf hat.

Ich gehe zur Toilette, schaue in Klein-Polen vorbei, schaudere angesichts der Schlichtheit, und als ich zurückkomme, ist Hubert noch immer mit der Arbeitsplatte beschäftigt.

«Alles in Ordnung?», frage ich. Er schaut mich an, zieht die rechte Augenbraue hoch und zwinkert mir zu. Ich denke, dass wieder mal nichts zusammenpasst, und überlege, welchen Anker ich ihm zuwerfe: das Datum, den Wochentag, die Jahreszeit, seinen Namen, eine Mütze voll Schlaf. Immer öfter ist es sinnvoll, ihm ein Nickerchen anzubieten. Hubert ermüdet schnell. Schneller als früher. Orientierungslos zu sein, macht müde. Wer kann das besser verstehen als ich? Ich nehme eine Tafel Karamellschokolade aus dem Wohnzimmerschrank und breche eine Rippe ab.

«Ein Stück vom Glück?», frage ich und strecke ihm die Schokolade hin. Er nimmt das Glück und setzt sich.

«Hast du eine Idee, was du dir zu Weihnachten wünschst?», frage ich.

«Vanillekipferl», sagt er, «von meiner Mutter.»

«Ein bescheidener Wunsch», sage ich, «du gibst mir dann auch welche ab, oder?»

Ich suche auf Youtube nach: *Eröffnung ORF Nachmittagsprogramm 1985*. Es ertönt die Kennmelodie. «Hier ist der österreichische Rundfunk mit seinem Fernsehprogramm», sagt eine noble, ruhige Männerstimme, bevor sich eine 1 dreht und dreht und dreht. Dann wird eine Uhr eingeblendet. Stille. Der Sekundenzeiger läuft los. Wir beobachten den Sekundenzeiger. Nach dreißig Sekunden nochmals die Kennmelodie. Der Sekundenzeiger läuft weiter, wir beobachten ihn, bis die Minute voll ist. Und dann ist es vierzehn Uhr. Die Eröffnung des ORF Nachmittagsprogramms 1985 ist unser liebster Film auf Youtube. Wir könnten ihn zigmal hintereinander anschauen.

30

Gelegentlich denke ich darüber nach, was ich wem schenken würde. Keine realen Geschenke, die man auspacken kann. Mehr so Spinnereien, über die meine Oma gesagt hätte: Du hast eine rege Fantasie, mein Kind. Hubert würde ich als Ersten beschenken. Ich würde ihm einen Mittwoch mit Rosalie schenken. Zeitunglesend würde er in der Küche sitzen und Rosalie würde vom Einkaufen kommen. Das Warten hätte endlich ein Ende. Das Umblättern vom Heimat- zum Sportteil würde den Unterschied machen. Die Seite zuvor wäre sie noch beim Einkaufen. Er würde umblättern, den Blick heben und sie wäre zurück, die Einkaufstasche in der linken, die Handtasche in der rechten Hand. Sie hätte weiße Gladiolen mitgebracht, vom Wochenmarkt, die sie anschneiden und in eine Bodenvase stellen würde. Rosalie würde erzählen, dass sie die Nachbarin getroffen hätte und deren Hund die Wurmkur wiederholen müsse oder so was in der Art. Eine bedeutungslose Alltagsgeschichte, außer für den Hund, die bildhaft und lebendig im Raum stehen würde, weil Rosalie sie erzählen würde, sodass Hubert sich das alles gut vorstellen könnte, die Nachbarin, den Hund, die Wurmkur. Hubert würde sich amüsieren, ans Fenster gehen, es öffnen und Rosalie fragen, ob sie Lust hätte, nach dem Hackbraten einen Spaziergang mit ihm zu machen. Sie würde zu ihm ans Fenster kommen und ihn küssen, auf die Wange, die Stirn, den Mund, völlig egal. Sie würde ihn fragen, welche Beilage er zum Hackbraten wolle, Kartoffelpüree oder vielleicht doch lieber Spiralnudeln. Er würde das eine oder das andere wählen und das Wasser würde ihm im Mund zusammenlaufen. Hubert würde fragen, ob sie ihre Schwester angerufen habe. Es würde ums Kartenspielen gehen, um den Sonntagsausflug, um den Geburtstag ihres Schwagers, völlig egal, und sie würde sagen, dafür habe sie noch keine Zeit gehabt, wie auch, mit der ganzen Hausarbeit.

Auf den Gedanken, was ich wem schenken würde, bin ich gekommen, weil ich das mit den Abschiedsbriefen schwierig finde. Mama würde meinen Abschiedsbrief tausendmal lesen, tausendmal falten, vermutlich immer gleich, wie Hubert seine Taschentücher. Der Brief würde ihr schaden, weil das Geschriebene zu direkt, zu hart, zu melancholisch, eben immer falsch wäre. Gehen wir davon aus, dass sie mich bei Lebzeiten nicht verstanden hat, warum sollte sie mich nach meinem Tod verstehen. Sinnvoll wäre ein Abschiedsbrief nur dann, wenn er Mama entlasten würde, und das würde er nicht. Im Gegenteil, er würde sie unfrei machen. Er wäre ein Bindeglied zwischen den Welten, zwischen ihr und mir und sie würde ihn falsch interpretieren. Da bin ich mir sicher.

Ewa würde ich, weil sie so oft davon spricht, eine Pilgerreise nach Częstochowa schenken. In Częstochowa würde Gott zu ihr sprechen oder noch besser: Ihre geliebte Maria würde in Erscheinung treten. Genau, eine Marienerscheinung, wie fancy. Maria würde zu Ewa sagen: «Deine tiefe Gläubigkeit wird mit einer zweiten Hälfte belohnt», oder so was in der Art. Ewa wäre nicht mehr ledig, weil vegetarisch, sondern verheiratet, weil gläubig und somit endlich vollständig.

Dem Nachtfalter würde ich wünschen, dass sie viele, viele Fehler macht, möglichst in Serie, damit sie endlich kapiert, dass Menschen Fehler machen und fehlerhaft sind. Oder noch besser: Sie würde einen gravierenden Fehler machen, so einen richtigen, und sie würde erleben, dass die Erde sich nicht auftut und sie verschlingt, weil Fehler zum Leben dazugehören. Zu jedem Leben, auch zu ihrem. Am nächsten Tag wäre sie immer noch da. Und ich würde ihr Flügel wünschen, starke Flügel. Sie soll sich frei fühlen. Keine Küchengespräche mehr und kein: «Ach Linda, alles Scheiße.»

Um Mama mache ich mir keine Sorgen. Sie hat Jürgen. Wobei, der Haken an Jürgen ist, dass Mama das Bestattungsinstitut seines Onkels mit meiner Beerdigung beauftragen könnte. So viele Bestattungsinstitute haben wir hier nicht. Aus persönlicher Betroffenheit würde Jürgen hoffentlich nicht in meine Nähe kommen. Es kann nicht sein, dass man die Tochter seiner Lebensabschnittspartnerin in den Sarg bettet, oder? Schön wäre, man würde Camilla zu mir legen, über meinen Bauch oder an meine Wange oder als Kissen unter meinen Kopf, wobei das ist Blödsinn. Camilla soll nicht begraben werden. Sie wird auf dem Fensterbrett liegen, in der Sonne und mein Zimmer wird ihr gehören. Ich sollte nicht zu viel nachdenken, über die Sache mit dem Bestattungsinstitut. Unlängst habe ich Sargausstattungen gegoogelt und die Seite wieder weggeklickt. Vielleicht mache ich mir zu viele Gedanken.

Das mit Jürgen wird nicht lange funktionieren. So gesehen ist es sinnvoll, Mama etwas für die Zeit nach Jürgen zu wünschen. Als Erstes wünsche ich ihr große Brüste. Nachdem sie mich gestillt hat, ist von ihrem Busen nicht viel übrig geblieben. Deswegen trägt sie keine Kleider, sagt sie. Alles an ihr sehe aus, als wäre sie zwölf. Also große Brüste, viele Kleider und einen neuen Mann. Einen neueren als Jürgen, der der Anhäufung von Pech in ihrem Leben ein Ende setzt. Ein Mann mit Haus und Garten. Martin oder Christian, ich weiß, dass sie diese Namen schön findet. Martin Christian würde von Mama erzählt bekommen, dass ich ein tolles Mädchen war. Meine Matheschwäche wäre vergessen, alle Streitereien wären unter den Teppich gekehrt und Martin Christian würde mich aus ihren Erzählungen formen. Ich stelle mir die beiden auf einer riesigen Couchlandschaft vor, mein in Gold gerahmtes Foto am Kamin oder auf dem Klavier. Mama in seinen Armen, die Garderobe größer, besser und vom Tischler. Martin Christian, ein ruhiger, warmherziger, lustiger Typ, am besten getrennt und Vater von drei Jungs. An jedem zweiten Wochenende würden die Jungs das Haus stürmen und Mama wäre glücklich, weil das Leben im Haus sie daran erinnern würde, dass das Leben weitergeht. Papa und Jürgen wären Geschichte und ich auch.

Hätte ich einen Wunsch für mich, würde ich mir wünschen, von einem Jungen am Bus verabschiedet zu werden. Es sollte nicht kitschig, sondern schön sein. Der Tag, an dem ich das Mädchen und den Jungen an der Bushaltestelle beobachtet habe, war ein spezieller Tag. Ich kann mich nicht erinnern, zuvor oder danach so einen Tag erlebt zu haben. Da waren ein Junge und ein Mädchen vor dem Spielzeugladen. Sie haben ihre Arme ganz nah an den Körper gelegt, wie Pinguine, die Handrücken nach oben, die Handflächen nach unten gerichtet. Sie haben sich im Kreis gedreht und das Mädchen hat schallend gelacht. Die Leute haben sich nach den Kindern umgedreht und gelächelt. Der Junge hat gekichert, viele Male Luft in seine Wangen geblasen und gerufen: «Schau, ich platze. Schau, ich platze.» Wenig später habe ich eine Frau beobachtet, die am Brunnen mit einem Efeublatt eine Biene aus dem Wasser fischte und zum Trocknen in die Sonne legte. Sie war erst weitergegangen, nachdem die Biene weggeflogen war. Zwanzig Meter weiter war ein Vater minutenlang damit beschäftigt, am Sonnenschirm des Kinderwagens eine Stoffwindel mit Wäscheklammern zu fixieren, so lange, bis es gut genug für ihn war und kein Sonnenstrahl mehr den Schlaf seines Kindes störte. An dem Tag habe ich mich gefragt, ob all das immer da ist und mir nur heute das erste Mal auffällt.

31

Ich werfe Turnschuhe und Rucksack in die Ecke und nehme einen tiefen Atemzug. Die Tür zu Klein-Polen steht offen. Alles picobello. Ganz links auf dem Sofa: die hellgelbe Häkeldecke, kompakt zusammengerollt. Zierkissen an Zierkissen. Kissen eins: fünf Hundewelpen im Weidenkorb. Kissen zwei: weiße Katze mit rotem Wollknäuel. Kissen drei: Meeresschildkröten im türkisfarbenen Meer. Kissen vier: Pferdemutter mit Fohlen unter blühendem Kirschbaum. Ganz rechts: die hellblaue Häkeldecke kompakt zusammengerollt. Alles hat seinen Platz. Die Welt hat ihre Ordnung zurück.

Ewa ruft meinen Namen, kommt mir entgegen und breitet ihre Arme aus.

«Alles noch dran», sage ich, als sie ihre Hände auf meine Schultern legt und mich von oben bis unten in Augenschein nimmt. Sie nickt zufrieden. Ich greife nach ihren Schultern und mache es ihr nach.

«Ewa, hast du abgenommen?»

Ewa lässt die Handflächen um Taille und Hüfte gleiten, zieht den Hosenbund vom Bauch weg und sagt: «Nordic Walking.»

Wenige Minuten später ist es, als wäre Ewa nie weg gewesen. Anerkennend nicke ich. «Und du hast Energie getankt?»

«Beste Tankstelle», sagt sie, «Częstochowa.»

«Und mit Marek, alles gut?», frage ich.

«Streitet», sagt sie.

«Gestritten?», frage ich.

Ewa nickt.

In meiner Vorstellung sehe ich sie Schal und Mütze auftrennen und frage nicht nach. Entspannt lege ich meinen Arm um Hubert. Hubert greift in die rechte Hosentasche, legt drei Walnusshälften auf den Küchentisch und sein zerknülltes Taschentuch darüber. Ich nehme den Kugelschreiber und zeichne Kreise in die Tageszeitung. Würde der Geschirrspüler gurgeln, es wäre perfekt.

Ewa scheint etwas auf dem Handy zu suchen. Lächelnd fixiert sie das Display und mit einem Mal zieht eine stille Andacht ein, als hätte sie den Papst persönlich eingeschleust. Sie schaut mich eindringlich an, spannt ihre Augen weit auf, als wolle sie sagen: Passt auf, jetzt kommt etwas.

Ich lege den Schreiber beiseite, richte mich auf und halte ihren Blick fest. Im nächsten Moment fluten zarte Tastentöne und Streicher die Küche und füllen den Raum mit einem Ave-Maria, das mich augenblicklich in seinen Bann zieht. Ewa lehnt am Geschirrspüler, schließt die Augen, ihre Gesichtszüge werden weich. Was um Himmels willen ist hier los?, denke ich, fühle meinen Atem, lausche der klaren Stimme, genieße Huberts Nähe und lasse meine Augen zufallen.

Es fühlt sich an, als wäre ich Wasser und das Ave-Maria ein Schwamm. Zauberei, denke ich. Die Anspannung der vergangenen Wochen verpufft. Meine Schultern lassen los, meine Hände liegen weich in meinem Schoß. Ich rieche Apfelkuchen, obwohl da keiner ist. Durch meine Augenlider schimmert sanft das Licht. Wie gut, dass Hubert da ist. Wie gut, dass Ewa da ist. Wie gut, dass das Leben uns drei zusammengewürfelt hat. Und plötzlich fällt mir das Zitat von Hugo von Hofmannsthal ein, das Oma bei jeder Verabschiedung in mein Ohr geflüstert hat, bis ich es im Alter von fünf Jahren selbst aufsagen konnte. Von da an kehrte sich das Spiel um und ich habe das Zitat in ihr Ohr geflüstert, immer und immer wieder, bei jedem unserer Treffen:

Wir gleichzeitig Lebenden sind füreinander von geheimnisvoller Bedeutung.

32

Ich sitze auf der untersten Treppe am Jachthafen. Der See liegt still. Es tut gut, hier zu sitzen. Es tut nicht gut, hier zu sitzen. Kommenden Frühling bin ich am Leben. Kommenden Frühling bin ich nicht am Leben. Such dir was aus, sage ich zur schwarzen Krähe. Eine Dame wirft Stöckchen für ihren Weimaraner. Ich weiß, dass es ein Weimaraner ist, weil Kevin ein Referat über Hunde gehalten hat und er sich Weimaraner ums Verrecken nicht merken konnte. *Ums Verrecken nicht* ist eine Redewendung, die Papa oft verwendet hat. Der Frau und dem Weimaraner sieht man an, dass sie zu den Besseren gehören.

«Fang, Flori, fang», ruft die Frau in Rock und Hochglanzstiefeln, die einige Zentimeter über ihre Knie reichen. In meiner Wohngegend trägt niemand solche Stiefel. Bestimmt wohnt sie am Pfänderhang. Ich bemitleide Menschen, die ihre Hunde abrichten und sich freuen, wenn das Tier Pfote gibt oder Platz macht. Sie machen sich vor, ihr Leben im Griff zu haben. Reine Illusion. Viel mehr, als: «Fang den Ball!» und «Bring den Ball!», lässt sich nicht planen.

Mein Klassenvorstand hat die Angewohnheit, mir zuzurufen: «Alles im Griff, Linda?»

«Nein, Herr Professor», rufe ich zurück, «oder haben

Sie mich schon mal mit einem Hund gesehen?» Er kann meine Antwort nicht einordnen, aber darum geht es nicht. Er lächelt. Ich bereichere seinen, er meinen Tag. Mein Klassenvorstand liebt es, Fragen zu stellen.

Er sagt: «Wie geht es uns?», lässt den Blick durch die Klasse schweifen, fixiert mich und erwartet von mir eine Antwort.

«Alle haben alles verstanden?», fragt er, und ich lache ihm ins Gesicht und sage: «Wer nie am Meer war, kann nicht mitreden, Herr Professor.» Er mag meine Antworten und ich mag seine Fragen. Wir ergänzen uns. Zwar hatte ich bei der Klassensprecherwahl nur vier Stimmen, aber letztlich kommt er immer zu mir, wenn es um etwas Wichtiges geht, und dann besprechen wir die Dinge ernsthaft.

Der Weimaraner bringt der Stiefelkönigin das Stöckchen und schleckt ein Leckerli aus ihrer Hand. Jetzt scheucht sein Bellen die Möwen auf den See hinaus, weil er die Taucher entdeckt hat. Schwerfällig bewegen sich vier Taucher wie schwarze Rieseninsekten in Richtung Wasser. Ihre Anzüge scheinen sie in den Boden zu drücken. Das gefällt dem Weimaraner nicht. Ich setze mich auf einen Baumstumpf nahe am Ufer.

Den Baumstumpf gibt es, solange ich denken kann. Hier bin ich als Einjährige gesessen, davon gibt es Fotos. Ich atme und stelle mir vor, wie alle Anspannung von mir abfällt. Das habe ich in einer Radiosendung gehört. Nach jedem Ausatmen wird ein kleiner Seufzer frei. Der Baumstumpf ist einer meiner liebsten Aussichtspunkte. Manchmal brauche ich einen Aussichtspunkt, von dem aus ich mich selbst und den ganzen Zirkus beobachten kann. Dann komme ich hierher. *Tagsüber Zirkus, abends Theater*, habe ich von einem Schild abfotografiert und als Hintergrundbild auf meinem PC installiert. Schade, dass Kevin nie mit ans Ufer kommt, sonst könnte ich ihm zeigen, dass hier alles heil ist.

Gestern war ich mit Ewa im Wald. Bei einem Picknick mit Apfelkuchen und Kaffee haben wir ihre Rückkehr gefeiert. Ich habe ihr alles erzählt. Von Heidi Klum, die mit Gummistiefeln in der Badewanne stand, als Hubert im Sterben lag, und dass Hubert ein Hörgerät bekommen soll. Ewa hat von der Wallfahrt nach Częstochowa erzählt und mir ein Bild der Schwarzen Madonna gezeigt. Bin ich zu spät mit meinem Geschenk, habe ich gedacht. Sie hat erzählt, dass das mit Marek vorbei sei, weil er sie von der Pilgerreise abhalten wollte.

«Da werden wir den Marek wohl austauschen», habe ich gesagt. Ewa hat sich viele Male bekreuzigt. Und als sie von den Tagen in Częstochowa erzählte, ist mir das erste Mal aufgefallen, wie schön sie ist. Ein Strahlen von innen nach außen.

Alle Wahrnehmungen schienen mir an diesem Nachmittag besonders zu sein. Der Waldboden war trocken und bedeckt mit Laub und die Sonne war spätsommerlich. Und mit einem Mal wusste ich, dass der Spätsommer Huberts liebste Zeit gewesen ist, obwohl wir nie darüber gesprochen haben.

«Magst du Hubert?», habe ich Ewa gefragt.

«Mag alle Menschen», war ihre Antwort.

«Bist du sicher?», habe ich gefragt und dann mussten wir lachen. Das Licht im grünen Zimmer ist ähnlich dem in der Kirche. Und der Waldboden ist wie ein Teppich, der Geräusche dämpft. Im Wald zu übernachten – das wäre es gewesen, wobei, das hätte ich mich nicht getraut. Kevin hätte geschlafen und ich hätte mit Bären gekämpft.

An der Stelle, an der die Taucher unterwegs sind, blubbert das Dunkelblau. Von Zeit zu Zeit ragen eine oder mehrere Flossen aus dem Wasser. Der Weimaraner und sein Frauchen sind abgezogen. Zu viele Rieseninsekten. Die Taucher sind jetzt wieder an der Wasseroberfläche und unterhalten sich, drei Männerstimmen, eine Frauenstimme. Aus der Ferne dringen die Stimmen an mein Ohr, die Worte unverständlich, immer wieder Lachen.

Der See kräuselte sich. Die Köpfe der Taucher ragen aus dem Wasser, verschwinden, tauchen auf und unter. Sind alle unter Wasser, ist es still. Als hätte der See sie verschluckt. Vielleicht ist es mit dem Sterben ähnlich. Man taucht unter und das war es.

33

Heute Vormittag war Ewa mit Hubert bei Dr. Sagmeister, zwei Häuser weiter, barrierefreier Zugang. Hubert soll nun sein Hörgerät bekommen. «Freu dich aufs Suchen», sage ich zu Ewa. Hörgeräte lassen sich in Zeitungspapier einwickeln, passen durch die Futterklappe des Aquariums und man kann sie problemlos mit dem Restmüll zum Container tragen. Praktisch gesehen ist es wie mit den Zahnprothesen. Hörgeräte können überall verschwinden, kosten viel Geld und erhöhen unseren Stresspegel. Als ob wir keine anderen Sorgen hätten.

«Hat schön untersucht», erzählt Ewa. Was immer das heißen mag. Laut Ewa schläft Hubert, seit sie zurück sind. Ewa summt irgendeinen Singsang vor sich hin und lächelt selig. Irgendwie wirkt sie verändert. Jetzt sehe ich es.

«Um Himmels willen, was hast du gemacht?», frage ich und deute auf die Beule an Ewas linker Stirn.

«Schiebetür bei Philipp», sagt sie.

«Wer ist Philipp?», frage ich.

«Na, HNO.»

«Dr. Sagmeister?», frage ich.

Ewa lächelt.

«Du bist in die Schiebetür bei Dr. Sagmeister gerannt? Nicht dein Ernst!»

«Ist Glas», sagt sie und lächelt immer noch.

«Sehr schön», sage ich.

«Ja, sehr schön», sagt sie.

Ich gehe nah ran und betrachte das schimmernde Blau und frage mich, ob eine Beule dieses Formats platzen kann. Mein Gefühl sagt mir, wenn ich nur einen Finger drauflege, explodiert das Ding. Ich fasse nicht an ihren Kopf, obwohl ich nichts lieber täte. Stattdessen frage ich mich, ob es ratsam wäre, die Beule zu kühlen. Ich gehe so nah ran, dass ich Ewa beinahe auf die Zehen steige.

«Auf einer Skala von eins bis zehn, eins bedeutet wenig Schmerz, zehn bedeutet viel Schmerz, wie schmerzhaft ist das?», frage ich.

Ewa hebt die Schultern und sieht mich verklärt an.

«Sieht aus wie acht, bestimmt acht», sage ich. «Hat Hubert dich nach Hause gebracht?» Wir lachen.

Ewa nimmt einen Rosenkranz aus der Tasche ihrer Kittelschürze.

«Das hier», ich deute auf ihren Kopf, «lässt sich nicht wegbeten, nicht mal mit eurer Zauberschminke wegschminken. Ist die Glastür kaputt?», frage ich.

Ewa schüttelt den Kopf, verzerrt das Gesicht und lässt sich auf einen Stuhl sinken. Offenbar hat sie Schmerzen, auch wenn sie meine Schmerzskala nicht versteht.

«Ist dir schlecht?», frage ich und lege sanft meine Hand auf ihren Oberarm. «Warum glänzt die Beule so?»

«Johanniskrautsalbe», sagt sie und lächelt.

«Freust du dich über die Beule oder warum bist du so gut drauf?», frage ich.

«Hat mich umgearmt», sagt sie.

«Wer hat dich umarmt?»

«Na, Philipp», sagt sie und weint.

Trotz schimmernder Beule packt Ewa zwei Äpfel und einen dicken Packen Romanhefte in ihren Seesack. Sie hat einen Stapel Liebes- und Ärzteromane aus Polen mitgebracht.

«Lass schlafen», sagt sie, nimmt ihre Jacke und setzt ihre lilafarbenen Ohrenschützer aus Plüsch auf.

«Passt farblich zur Beule», sage ich. Mit beiden Händen drückt sie behutsam gegen die Ohrenschützer. Kein Mensch trägt solche Dinger, möchte ich sagen und sage nichts. Ich stehe im Türrahmen und sehe ihr nach, wie sie die Treppen nimmt. Als wäre Bonustag. Als wäre da keine Beule.

«Gegen Glastüren zu rennen scheint einen stimmungsaufhellenden Effekt zu haben», murmle ich und ziehe leise die Tür zu.

Hubert sitzt im Polstersessel und schläft. Sein Atem geht ruhig. Ich drehe die Zillertaler Buam ab. Jetzt ist es still. Was immer dieser Philipp mit Hubert gemacht hat, es muss anstrengend gewesen sein. Ich setze mich neben ihn auf den Boden, schmiege meinen Kopf an die Armlehne und inhaliere den modrigen Geruch. Sein Atem: ein kratziges Geräusch, das Einatmen länger als das Ausatmen. Für Sekunden schließe ich die Augen, fühle meinen Kopf, wie er schwer auf der Armlehne liegt, den rauen Stoff an meiner Wange und eine Zufriedenheit darüber, dass niemand sonst da ist. Ich zähle langsam bis hundert, weil das entspannt.

Wie oft haben wir gezählt?, denke ich und lege meine Hand auf Huberts Unterarm. Kevin hat erzählt, Ami habe gesagt, sie könne bis hundert zählen. Sie habe sich hingestellt, ihre Hände in die Hüften gestemmt und unter ihrem Fahrradhelm zu zählen begonnen, im Schneckentempo und mit ernster Miene. Er habe es nicht übers Herz gebracht, sie zu unterbrechen, so leidenschaftlich habe sie gezählt.

Das Ticken der Wanduhr. Das Schlagen der Kirchturmglocken. Die stille Wohnung. Wir beide zusammengerückt. Als beschütze der eine den anderen. Es fühlt sich an, als hätten sie uns vergessen. Als hätte man uns zurückgelassen, in einer Wohnung, die aus der Zeit gefallen ist. Alte Topfpflanzen, scheußliche Teppiche, Briefe, Ordner, Dokumente aus früheren Zeiten. Schwarzweißbilder aus der Vergangenheit. Verwandte in Bilderrahmen – alle tot. Hunde und Katzen in Bilderrahmen – alle tot. Vergilbte Handarbeiten. Briefe in Schubladen, aus einer Zeit, in der niemand davon wusste, dass wir online sein werden und eine Entschuldigung nur mehr ein *sry*, ohne Augenkontakt, ohne Handschlag sein wird.

Alles, was ich bei meiner Oma gelernt habe, lässt sich bei Hubert anwenden, ist eben dieselbe Generation. «Am Tisch wird gegessen», hat meine Oma geschimpft, wenn sie mich vor dem Fernseher essen sah, und ich musste mich augenblicklich an den Tisch setzen und ihr von meinem Tag erzählen. Detailliert wollte sie alles wissen. Was ich in der Schule gelernt habe, wen ich am Schulweg getroffen habe, und sie wollte wissen, ob meine

Hände gewaschen sind. Und ich sollte nicht lümmeln, sondern gerade sitzen, und ein junges Mädchen macht das und jenes, und das und jenes macht ein junges Mädchen nicht. Aber nicht nur das, auch wie sie gesprochen hat, funktioniert mit Hubert. Ich sage ihm, wir werden einen goldenen Oktober bekommen und er freut sich. Ich sage ihm, es sei in wenigen Tagen Schwarzmond, und er weiß, was gemeint ist, und er mag es, wenn ich zu ihm sage, er brauche sich keine Sorgen zu machen, ich sei seine rechte Hand. «Tüchtig», sagt er dann und wirkt beruhigt.

Ich sehe zu ihm hoch und denke, wie knöchern sein Gesicht ist und wie eingefallen seine Augen sind. Als ich das erste Mal vor ihm stand, habe ich ihm die Hand gegeben, freundlich gegrüßt und ihm dabei in die Augen gesehen. Das hat ihm gefallen. Ein anständiges Mädchen, wird er sich gedacht haben, auch wenn er nicht wusste, wer ich war und warum ich blieb. Ich könnte mir vorstellen, er hat sich gedacht, dass ich irgendwie dazugehöre. Und so ist es auch: Irgendwie gehöre ich dazu. Ich schließe die Augen, sehe Ewa mit ihrer Beule durch das grüne Zimmer tanzen, höre Ami bis hundert zählen und spüre, dass Hubert sich rührt.

«Grüß Gott, der Herr», sage ich, als er mich wahrnimmt. Er möchte etwas sagen. Sein Mund scheint trocken zu sein. Ich hole einen Holunderblütensaft und gebe ihm ein paar Schlucke. Dankbar schaut er mich an. Doch schon im nächsten Augenblick wirkt er beunruhigt.

«Alles in Ordnung, Hubert?», frage ich.

«Ich muss den Backofen ausschalten», antwortet er.

«Alles gut, Hubert. Der Kuchen ist beim Auskühlen und später gibt es ein Stück. Ein Stück vom Glück. Soll ich dir erzählen, was ich heute gemacht habe?»

Hubert schaut mich kritisch an.

«Ich habe mich aufs Drei-Meter-Sprungbrett gesetzt und die Beine baumeln lassen. Stell dir vor, niemand war hinter mir. Keiner hat gedrängelt. Ich habe aufs Wasser geschaut, eine halbe Stunde lang. Das Wasser, tausend Sterne. Die wärmende Sonne im Rücken. Die Welt in Ordnung. Du kennst das, Hubert. Dir muss ich nichts erzählen. Ein leichter Wind, Spätsommersonne, und abends taucht die Sonne in den See, wie ein feuerroter Ball. Wusstest du, dass Ewa nicht schwimmen kann? Ich habe sie gefragt und sie hat gesagt: Gelernt nicht. Ich habe ihr gesagt: Dafür kannst du kochen. Der Bademeister hat mir die ganze Zeit Handzeichen gegeben, ich solle springen. Das kann ihm doch egal sein, ob ich da oben sitze und mit den Beinen baumle, oder was sagst du dazu? Du als Fachmann.»

Das ganze Jahr über erzähle ich Hubert Schwimmbad-Geschichten. Er weiß nicht, ob ich Ferien oder Schule habe, welchen Monat oder welches Jahr wir haben, wie alt er ist oder wie jung ich bin. Er weiß nicht, ob ich zur Arbeit muss oder ob er zur Arbeit muss oder wir beide. So erzähle ich ihm an Weihnachten vom Schwimmbad und in den Ferien von der Schule. Ich erzähle ihm, was seine Geschwister angestellt haben, draußen im Frühbeet und oben im Dachboden. Und ich erzähle, welches Kleid Rosalie trägt. Das Kleid beschreibe ich bis ins Detail – Länge, Ärmel, Ausschnitt, Farbe, Muster. Ich erzähle ihm, dass Rosalie auf dem Markt einkauft, Spargel oder Kirschen oder Dahlien, was immer mir einfällt. Und ich erzähle, dass Jürgen mir auf die Nerven geht, nämlich unendlich und was Würmchen alles Neues kann, obwohl ich das nicht wissen kann, weil Würmchen lange nicht mehr da war.

Ich mache es wie Hubert. Ich schmeiße alles in einen Topf: Menschen, Jahreszeiten, Ereignisse, rühre einmal um und alles ist gut: Alle leben und nie ist jemand gestorben. Keiner fehlt. Und ich erzähle ihm, dass meine Tage gezählt sind. Und er nimmt alles für wahr. «Demenz ist nicht so schlimm», sage ich, streichle über sein knöchernes Schulterblatt, «immerhin brauchst du keine Chemo.»

34

Ewa eine Bitte abzuschlagen ist nicht einfach, jetzt, mit ihrer schimmernden Beule, erst recht nicht. Mit einem lila Augenlid sieht sie aus, als wäre sie beim Schminken unterbrochen worden.

«Klar hole ich Eier», sage ich, «gibst du mir Geld?» Ewa macht Naleśniki, das sind Crêpes auf polnische Art. Fürs Eierholen bekomme ich zwei Portionen für Mama und Jürgen.

«Und für dich?», fragt Ewa.

«Danke, muss nicht sein.»

Ewa fragt, ob sie mich vom Lernen abhält. Ich halte meinen Daumen hoch und grinse. Auf dem Weg zum Spar gehe ich so nah an der Mauer, dass mein Arm am Putz entlangstreift. Meine Schritte sind lautlos, mein Blick gesenkt. Als wäre ich unsichtbar.

Früher, wenn Mama und ich auf jemanden trafen, den wir kannten, wäre ich gern unsichtbar gewesen. Wir standen mitten im Weg und Mama, es war die Hölle, redete zehn, zwanzig, dreißig Minuten lang. Ich schämte mich für sie, für mich und überhaupt. Mit zwölf denkt man, schlimmer kann es nicht werden, und man wird größer und es kommt schlimmer. Über Jahre hinweg bekommt man gesagt, wie groß man geworden ist, bis einem der Schularzt sagt, man sei nun ausgewachsen.

Und irgendwann geht man seiner Wege, endlich allein, an der Fassade entlang, zieht den Kopf ein, weil man nichts zu tun haben will mit den Menschen und trotzdem hat man mit ihnen zu tun und man kann es nicht ändern.

Ich stecke den Kopf durch den Türspalt der Küche und reiche Ewa die Eier und das Restgeld. Hubert sitzt auf der Eckbank. Ewa nimmt die Eier und macht sich an die Arbeit.

«Da ist man mal kurz weg und die Stimmung kippt. Was ist mit euch?», frage ich.

Keine Antwort.

«Habt ihr gestritten?», frage ich.

Ewa legt die Kartoffeln beiseite, beginnt den Geschirrspüler auszuräumen und wirft das Geschirr in die Schränke. Sie macht ein Gesicht, als wäre ihr Wald abgebrannt. Und Hubert? Er schaut mich mit großen Augen an. Obwohl ich noch meine Schuhe anhabe, bei Manina wäre das unmöglich gewesen, mache ich zwei Schritte in die Küche und begebe mich auf Augenhöhe mit Hubert: «Ich bin dann mal weg, Hubert. Bis Samstag.» In der Garderobe warte ich ab, ob Ewa ruft, ich solle bleiben, bis die Füllung fertig ist. Es bleibt still. Dann eben keine Crêpes für Mama und Jürgen.

Ich schneide dumme Zucchini.

«Keine Würfel, Linda! Streifen!», sagt Mama, während sie Zwiebeln schält.

Ich halte die Luft an, atme tief ein und langsam wieder aus und lege das Messer aus der Hand. Als wäre die verbockte Schularbeit nicht schlimm genug. Wie schafft sie es, immer noch eins draufzulegen? Ich werfe die Würfel in den Biomüll.

«Was machst du da?», schimpft sie und fuchtelt mit den Armen, als wäre sie am Ertrinken. Ich gebe keine Antwort, lege die restliche Zucchini aufs Brett und schneide sie in Streifen. Vielleicht gibt es bei einem gewissen Prozentsatz der Beziehungen Haarrisse. Haarrisse, die über Jahre hinweg niemand bemerkt. Und dann bricht die Beziehung und begonnen hat alles damals mit dem Haarriss. Bestimmt gibt es einen auslösenden Moment für das Ende einer Beziehung. Einen Anfang des Bruchs. Eben einen Anfang vom Ende. So ein Anfang könnte dieser Würfel-Streifen-Moment sein.

«Heute bin ich Huberts Tochter direkt in die Arme gelaufen», sagt Mama.

«Ah», sage ich und kippe die geschnittenen Streifen in eine Tupperdose.

«Doch nicht so dicke Streifen, Linda!», sagt sie.

Für einen Moment erstarre ich, rolle mit den Augen, weil Augenrollen hilft, sich aus der Erstarrung zu lösen. Zuerst bewegt man die Augen, dann kreist man den Kopf und dann löst sich die Starre auf. Danach kann man sich ducken, verstecken, wegrennen, alles kein Problem. Diese Technik habe ich entwickelt, als ich klein war. Es gab genügend Schreckmomente, in denen ich das üben konnte. Ich starre auf die Streifen und sage im Stillen: Ich will nicht streiten.

Woran soll sich Mama erinnern, wenn ich tot bin? An die sinnlosen Streitereien über nichts? Ich habe aufgehört, sie zu fragen, warum sie so ist, wie sie ist, weil ich weiß, warum sie so ist, wie sie ist. Die Jahre mit Papa haben sie kaputt gemacht. Hätte ich eine jüngere Schwester, würde ich ihr einbläuen: «Das Wichtigste ist, heirate nie einen Idioten.»

«Ich verstehe die Frau nicht», stöhnt Mama und schmeißt die Besteckladе zu. Ich wiederhole den Satz tonlos. «Das ist doch keine Art, alles auf eine Pflegerin und eine Fünfzehnjährige abzuschieben. Wer macht denn so was? Ihrer Tochter geht es gut bei meinem Vater, sagt sie, die beiden haben es fein miteinander. Das muss ich mir anhören», schimpft Mama und tupft mit dem Geschirrtuch gegen ihre tränenden Augen.

«Das hatten wir doch schon», sage ich und schneide die Zucchini in dünne Streifen, weil längst alles schlimm genug ist.

«Was denkst du, wer hier die Verantwortung hat? Du bestimmt nicht. Du bist ein Kind. Und auch nicht irgendwelche fremden Frauen aus Polen.»

In dieser Situation sehe ich ihr nach, dass sie mich Kind nennt. Ich spüre, wie eng Mamas Sicht ist und dass ich nur als Kind in ihre Welt hineinpasse. Sie hält das Schneidbrett unter fließendes Wasser und tupft ihre rinnende Nase mit dem Geschirrtuch ab. Manina würde durchdrehen. Und dann weint Mama so richtig, wie ein Staudamm, der tosend ausbricht, und ich denke, es geht um ihr Leben und gar nicht um Hubert und mich.

«Komm, wir gehen ins Wohnzimmer», sage ich. Mama geht voraus und setzt sich auf die Couch. Wortlos hole ich die Fernbedienung hinter dem Vorhang hervor und gebe sie ihr. Ich bemerke die dunklen Ränder unter ihren Augen und denke an die lustige Frau, die Jürgen sich wünscht. Unglücksrabe. Mama legt die Beine hoch. Ich ziehe die Hausschuhe von ihren Füßen, zähle eins, zwei.

«Socken auch», sagt sie.

«Bitte heißt das», sage ich und setze mich neben sie.

«Meine Füße sehen alt aus», seufzt sie. Gemeinsam betrachten wir ihre Füße.

«Sind doch hübsch», versuche ich sie aufzumuntern.

«Ansichtssache», murmelt sie und schaltet den Fernseher ein. Ich ziehe meine Socken aus und lege meine Beine neben ihre.

«Sehen sich verdammt ähnlich, unsere Füße», sage ich.

«Sorry», sagt Mama.

Ich nehme die Fernbedienung aus ihrer Hand und schalte auf die Lottoziehung. Eine Schönheit mit silbernen Kreolen, pinkfarbener Bluse und schwarzem Mini moderiert die Ziehung. «Herzlich willkommen bei Lotto 6 aus 45, Lotto plus und Joker am 8. Oktober 2023». Die Kennmelodie ertönt, Gewinnzahl für Gewinnzahl wird gezogen. «Der heutige Sechser ist komplett», sagt die Schönheit. Ich schalte auf eine Tierdokumentation über Insekten und denke an die Taucher, den Weimaraner und die Stiefelkönigin. Den ganzen Abend sehen wir fern, futtern Erdnüsse und Salzstangen. Damit wir nicht ersticken, trinke ich Sprite und Mama Henkell trocken.

«Die Zucchini verwenden wir morgen», sagt Mama.

«Morgen ist auch noch ein Tag», sage ich.

Das Leben von der Couch aus zu betrachten, damit komme ich am besten zurecht. Glück und Unglück geschehen zu lassen. Wir glauben, wir könnten Entscheidungen treffen, dabei geschieht alles wie von selbst. Schiffe sinken. Flugzeuge stürzen ab. Züge entgleisen. Wir können gar nichts. Das Leben ist, wie es ist. Beobachte ich Menschen und was sie mit ihrem Leben anstellen, denke ich: Es reicht. Ich hab genug gesehen.

Ganz ehrlich: Viel Großartiges passiert in einem Menschenleben nicht. Auch ohne mich wird alles seinen Lauf nehmen. Ewa wird ihre zweite Hälfte finden. Der Nachtfalter wird seine Flügel ausbreiten. Würmchen wird wachsen. Kevin wird Freunde finden, wobei Singular realistischer ist als Plural. Mama wird sich trennen und neu verlieben. Jürgen wird eine lustige oder gar keine Frau finden. Camilla kann mein Zimmer haben. Und Hubert? Hubert wird sterben.

35

Wir fliegen ans Meer. Eine Woche Gran Canaria in den Energieferien. Mit dem Zug nach München und von München knappe fünf Stunden mit dem Flugzeug. Gran Canaria sei im Frühling unschlagbar, sagt Jürgen. Ach ja, einen Haken hat die Sache. Jürgen fliegt mit. Aber was nützt es, wenn ich das Meer sehen will, muss ich damit leben. Ich war noch nie am Meer.

«Wenn du nicht mit willst, bleibst du eben daheim. Du bist alt genug», sagt Mama, während ich mit meiner Gabel den Brokkoli bearbeite, der sich nicht zerdrücken lässt, weil Gemüse, das bei uns auf den Tisch kommt, Biss hat. Ein genussvolles Grinsen macht sich auf meinem Gesicht breit.

«Was hast du?», fragt Mama.

«Sag das noch mal», sage ich und stupse sie in den Oberarm.

«Was?»

«Dass ich alt genug bin.» Mama stupst mich, ich sie, sie mich, ich sie. Und dann lacht sie, einfach so. Als wollte sie sagen: Vergiss die Streitereien, Linda, lass uns Freundinnen sein. Sie beugt sich zu mir, nimmt mein Gesicht in ihre Hände und lächelt.

«Haben wir im Lotto gewonnen?», frage ich.

«Jürgen legt ordentlich was drauf», sagt sie, «sonst

könnten wir uns das nicht leisten. Er kennt Gran Canaria in- und auswendig und will uns die Insel zeigen.»

«Uns oder dir?»

«Uns», versichert sie.

«Urlaub? So richtig?»

Sie nickt.

«Das glaub ich nicht», sage ich, «ein Mann, der Reisen aus dem Ärmel schüttelt», und stupse sie nochmals. Mama sieht mich an, als wäre unser Leben total okay. Als würden wir jedes Jahr in den Energieferien verreisen. Als gäbe es keinen Grund, gegeneinander zu kämpfen.

Auch Mama war nie am Meer. Wir waren nirgendwo, außer bei Omas Freundin in Linz. Da war ich sieben. Vier Tage: Oma, Mama und ich. Omas Freundin wollte uns alles zeigen und ich glaube tatsächlich, dass sie uns alles gezeigt hat. Ich kann mich nicht erinnern, wie all die Berge und Plätze hießen. An die Pöstlingbergbahn erinnere ich mich. Wir sind mit der Pöstlingbergbahn den Pöstlingberg hinauf, und mit der Drachenbahn, einem nachgebauten Drachen, der Rauch spie, durch eine Märchen-Grotte mit Zwergen und Rotkäppchen gefahren. Das Beste waren die Kirchen. Omas Freundin, ihren Namen habe ich vergessen, keine Ahnung, ob sie noch lebt, hatte lila Locken. Sie hat uns alle Kirchen gezeigt. An unserem Abreisetag gab es ein Konzert im alten Dom auf der Brucknerorgel. Den Namen der Orgel habe ich nie vergessen, weil Omas Freundin bestimmt hundertmal gesagt hat, das sei die bekannte Brucknerorgel. Wegen des Konzerts im Dom haben wir einen späteren

Zug genommen. Omas Freundin war fasziniert von mir, weil mich die Kirchen mehr interessiert haben als die Märchenwelt am Pöstlingberg.

Die Tage waren lang und schön. Mama war entspannt, weil Papa weit weg war. Und Oma? Bei jedem Kaffeehausbesuch bestellte sie ein Kännchen Julius Meindl Kaffee und eine Cremeschnitte. Zudem die Donau und der botanische Garten. Oma war glücklich. Ich sammelte die weißen Spitzendeckchen, die unter den Kaffeekännchen lagen, und ich bekam die oberste Lage der Cremeschnitte, die mit dem Zuckerguss. Und jedes Mal, wenn ich mir die Lage mit dem Zuckerguss nehmen durfte, flüsterte ich in Omas Ohr: «Wir gleichzeitig Lebenden sind füreinander von geheimnisvoller Bedeutung.»

Genüsslich schleckte ich den Zucker von meinen Fingern, niemand schimpfte und ich wollte bleiben, in Linz, für immer. Für mich gab es Cup Dänemark, täglich, manchmal sogar vormittags und hätte ich zwei gewollt, ich hätte zwei bekommen. Später habe ich einen Aufsatz über die Tage in Linz geschrieben. Meine Deutschlehrerin meinte, da wäre sie gerne dabei gewesen.

Seit ich weiß, dass wir ans Meer fliegen, ist da eine Art Vorfreude oder Aufregung oder eine Mischung aus beidem. Ich habe Sara davon erzählt und sie hat gesagt: «Das freut mich für euch, Linda. Das ist doch mal was Schönes.»

Es kommt mir vor, als würde jemand vorschlagen: Geh mal ins Dachgeschoss und schau aus dem Fenster. Die Sicht von dort oben ist besser. Nicht ganz, aber beinahe so. Oder so: Als wäre mein Leben ein Berg, der

Aufstieg gescheitert und jemand sagt: Geh mal zurück ins Tal und mach dir keine Gedanken. So ungefähr. Es lässt sich schwer beschreiben. Eine Mischung aus Entspannung und Freude, auf alle Fälle ungewohnt. Dabei hat sich nicht wirklich etwas verändert. Nicht, dass ich Jürgen jetzt mag, aber man kann sagen, dass wir uns seit dem Gran-Canaria-Plan besser verstehen. Es liegt so was Heiteres in seinem Blick und das macht ihn liebenswert. Wahrscheinlich fühlt sich das Leben einfach anders an, wenn man Pläne hat. Immerhin deuten Pläne in Richtung Zukunft und mit Gran Canaria liegt etwas vor mir. Ich kann nicht sagen, dass ich davon begeistert bin, aber ich bin interessiert. Wie schon gesagt, am Meer war ich noch nie.

«Ein Urlaub auf den Kanaren?», hat Kevin gefragt, die Mundwinkel nach unten gezogen und viele Male genickt. Etwas in mir wollte ihm anbieten mitzukommen, aber in Saras Leben gibt es keinen Mann, der Urlaube bezuschusst.

36

«Du meine Güte, wie blass du bist», hat Mama heute früh gesagt und mir die Wange getätschelt, als wäre ich bewusstlos, dabei stand ich direkt vor ihr und habe Kakao gekocht. In dem Moment dachte ich: Gute Idee.

Ich habe meine Hände auf die Knie gestützt und meinen Körper gebogen wie ein Schmerzpatient, der nicht aufrecht stehen kann. Mama hat ihre Hand auf meinen Rücken gelegt. «Aber Linda.»

Zuerst ist mir Oma in den Sinn gekommen, die in derselben Situation *Lindalein* gesagt hätte, gleich darauf sind mir die quadratischen Gleichungen und das Kantinenessen eingefallen und irgendwie hatte ich plötzlich Tränen in den Augen.

«So kannst du unmöglich zur Schule», hat Mama gesagt. Fabelhaft, habe ich gedacht und mich auf die Couch gesetzt, etwas übertrieben, mit der Hand im Rücken, wie hochschwangere Frauen sich setzen.

«Ich bring dir deinen Kakao», hat Mama gesagt und während sie in der Küche war, habe ich aus dem Fenster gesehen, und als ich das leichte Nieseln und dieses Grau-in-Grau sah, habe ich entschieden, alles auf die Regelblutung zu schieben, die ich vergangene Woche hatte. Mama hat mir geglaubt. Ich habe sie angesehen und mir gedacht, wie leid es mir tut, sie anlügen zu müssen, aber wer will bei diesem Wetter schon zur Schule. Man könnte häufiger die Schule schwänzen, ganz ohne Regelblutung. Kevin hat doppelt so viele Fehlstunden wie ich, mit dem Unterschied, dass er es sich leisten kann.

«Bis später, Kleines», hat Mama gerufen.

Bemüht, nicht fröhlich zu klingen, habe ich zurückgerufen: «Viel Spaß im Büro.»

Ich greife in den Spalt zwischen den Sitzpolstern, taste nach der Fernbedienung und lege sie auf das Hochglanzmagazin über Gran Canaria, das Jürgen angeschleppt hat. Auf dem Titelblatt die Abbildung einer traditionellen Backstube. Die Backstube sei im Landesinneren und der Besitzer sein bester Freund, behauptet Jürgen. «Ein Freund mit Backstube, nicht schlecht», habe ich gesagt und den Raum verlassen, bevor Jürgen in Details abtauchen konnte.

Gut, dass Hubert im selben Haus wohnt. Trotz Krankmeldung kann ich nachmittags zu ihm. Kann sein, dass Mama rebelliert, aber was nützt es ihr, wenn sie erst im Nachhinein davon erfährt?

Ich zähle die Stunden bis vierzehn Uhr: fünf Stunden! Was macht man mit fünf Stunden? Was macht man mit siebzig Jahren? Niemand sagt einem, was man mit so viel Zeit anfängt.

Ewa braucht von meinem schulfreien Tag nichts zu wissen. Ihr täusche ich bestimmt keine Regelschmerzen vor, sonst droht sie mit Frauenmanteltee und der schmeckt scheußlich. Das habe ich einmal erlebt. Wie ein Wachhund ist sie neben mir gesessen und hat mir

Schluck für Schluck beim Teetrinken zugesehen. In ihrer Naturverbundenheit ist sie wirklich konsequent.

«Was machst du?», frage ich und deute auf die leeren Papiertaschen, die unter ihrem Arm klemmen.

«Sammeln», sagt sie.

«Und was sammelst du?», frage ich. Meine Frage ist beabsichtigt, weil niemand sich dafür interessiert, was Ewa sonst noch so macht. Unlängst hat sie erzählt, wie viele Jahre sie schon pflegt, wer ihre Freunde sind und wie randvoll ihr Leben mit all dem Pflegekram ist. Sie kam nicht wirklich auf den Punkt, aber wenn ich sie richtig verstanden habe, wollte sie sagen, dass alle in ihr die Pflegerin sehen und nur die Pflegerin. Als hätte sie keine Herkunft, keine Geschichte, keine Hobbys. Als könnte sie ihr Leben lang nichts anderes sein und werden.

«Muss noch Toilette», sagt Ewa und verschwindet.

Als sie zurückkommt, frage ich nochmals: «Sag schon, was sammelst du?»

Ewa packt mich am Oberarm. «Hagebutte in Oberstadt.» Ihre Augen leuchten. Sie fährt mit den Händen einen Kreis, der vermutlich die Größe des Busches zeigen soll. «Vier Büsche bei Kindergarten. Wanda und Aleksandra kommen auch.»

«Beinahe ein Bonustag», sage ich und lache.

Ewa kramt ihr Handy hervor und zeigt mir Fotos von Hagebuttensträuchern. Strauch von oben. Strauch in der Sonne. Strauch im Schatten. Und die Nahaufnahme einer einzelnen Hagebutte. «Jetzt reif», grinst sie.

Und während ich überlege, ob ich mit einer weiteren Frage einen Vortrag über Hagebutten lostrete, packt

Ewa mich an den Schultern. «20-fache Dosis Vitamin C wie Zitrone. Vitamin-C-Bombe!» Bei dem Wort Bombe spannt sie die Augen weit auf. Reflexartig spanne auch ich die Augen weit auf und versuche ernst zu bleiben, wobei ich fühle, wie meine Augen lachen.

«Koche Kompott, bestes Kompott. Mache Marmelade, beste Marmelade. Und Schale? Schale trockne ich für Tee, Vitamin-C-Bombe!», wiederholt sie und legt ihre Hand auf meinen Unterleib. «Hagebutte gut für Blasenentzündung.»

«Dann geh endlich», sage ich und schubse sie aus der Tür.

Hubert sitzt unrasiert auf der Eckbank, sein Hemd bis oben zugeknöpft. «Hey, Cowboy, Streit gehabt?», frage ich. Für gewöhnlich ist Ewa schlecht gelaunt, wenn Hubert sich nicht rasieren lässt. Heute war das Hagebutten-Glück wohl größer. Immer nimmt sie es persönlich, wenn er etwas ablehnt. «Das mit der Rasur ist nichts für ihn», versuche ich Ewa dann zu trösten, «an manchen Tagen macht er mit, an den meisten nicht. Das liegt nicht an dir.»

Ist sein Hemd bis oben zugeknöpft, unterstelle ich Ewa, dass sie das absichtlich macht. Hubert hasst zugeknöpfte Hemden und es gelingt ihm schwer, manchmal gar nicht, die Knöpfe zu öffnen.

«Schön, dich zu sehen», sage ich, strecke ihm die Hand entgegen und nicke ihm aufmunternd zu.

Keine Reaktion.

«Ich freue mich auch, dich zu sehen», murmle ich vor mich hin. Sein Blick irgendwo. Vielleicht ist das mit dem

Hörgerät gar keine schlechte Idee. Ich bücke mich auf Augenhöhe zu ihm, lege meine Hand auf seinen Unterarm und fühle die feinen Härchen auf seiner Haut.

Er sieht mich an und legt die Stirn in Falten.

Ich schaue mich um. «Schön hast du's hier.»

Mein Blick fällt auf eine Fotografie, auf der Hubert am See steht, rechts von ihm sein oder irgendein Hund. Und plötzlich weiß ich, dass es in meiner Verantwortung liegt, Hubert an den See zu bringen. Es kann nicht sein, dass seine einzigen Ausflugsziele Arztpraxen sind.

«Eins», zähle ich, öffne den obersten Hemdknopf, «und zwei», sage ich und öffne den darunter liegenden. Ich schlage den Kragen zur Seite und drücke ihn mit den Handflächen gegen seine knöchernen Schlüsselbeine.

«Besser?», frage ich.

Jetzt lächelt er.

«Ach, Hubert», sage ich, greife nach dem Glas, das vor ihm steht, und schwenke es vor seinen Augen. «Ich dachte, Servietten wären außerhalb deiner Reichweite», sage ich, leere das Glas, drücke die Serviette aus und schmeiße sie in den Müll, öffne die Bestecklade, greife nach hinten und breche eine Rippe Milka-Vollmilchschokolade ab.

«Behalt den Dreck», sagt er, wenn ich ihm die Schokolade gebe, die der Nachtfalter für ihn vorsieht. Hubert will nichts wissen von hohem Kakaoanteil. Er will gewöhnliche Nougat-Schokolade von Milka.

«Schau Hubert, ein Stück vom Glück», sage ich, gebe ihm ein Stück, nehme selbst ein Stück und presse die Schokolade an meinen Gaumen, bis sie schmilzt.

Ich mache einen kleinen Rundgang, kippe die Fenster, ziehe die Vorhänge zurecht, schaue in Klein-Polen vorbei, bemerke einen Brief auf Ewas Nachtkästchen, wende ihn und lese den Absender.

«Stell dir vor», sage ich zu Hubert, «Marek hat geschrieben. Er will unsere Ewa heiraten. Er schreibt, dass er ohne sie nicht leben kann. Weißt du noch, wie du Rosalie einen Antrag gemacht hast? Bestimmt warst du nervös, so jung und verliebt, wie du warst. Erinnerst du dich? Rosalie, die Schönste von allen. Soll ich dir sagen, was ich glaube?»

Hubert ist damit beschäftigt, helle Fussel von seiner grünen Cordhose zu zupfen.

«Marek hat nicht die geringste Chance. Ewa hat nämlich einen Mann bestellt, bei der Schwarzen Madonna in Częstochowa, und der wird erst noch geliefert.»

Was Hubert am wenigsten braucht, sind Menschen, die wissen, was gut für ihn ist. «Ist bei mir zu Hause auch so», tröste ich ihn.

Entscheidend für Hubert ist, dass jemand da ist. Er braucht Hilfe, wenn er stolpert, etwas umfällt oder wenn er nach etwas sucht. Alles, was wir früher so gemacht haben, wird zunehmend unwichtiger. Früher musste ich überlegen, was oder wie ich etwas sage oder frage, damit ich ihn nicht überfordere. Mittlerweile ist das egal. Ich rede, wie Oma sagen würde, wie mir der Schnabel gewachsen ist. Leidenschaftlich erfinde ich Geschichten, wobei ich nicht glaube, dass er die Inhalte mitbekommt. Meine Geschichten ziehen an ihm vorbei, wie Wetterbedingungen, die sich verändern.

37

In letzter Zeit spaziert er durch die Wohnung und betrachtet Möbel, Bilder, Dinge, als hätte er sie nie zuvor gesehen. Er nimmt Gegenstände in die Hand, tastet sie ab, stellt sie zurück, greift nochmals danach. Für einen Rundgang durch die Wohnung, in der er seit Jahrzehnten lebt, kann er eine halbe Stunde brauchen. Er verrückt Topfpflanzen, wobei die meisten für ihn zu schwer sind. «Besser so?», frage ich und rücke eine Fächerpalme einige Zentimeter näher ans Fenster. Er klopft, warum auch immer, gegen Materialien und streicht mit der Handfläche über Kanten. Und da wir in Huberts Wohnung festhängen, versuche ich das Optimale an Anreizen aus seiner Umgebung rauszuholen. Dann und wann verrücke ich ein Bild, sodass es schräg hängt. Früher oder später bemerkt er das Bild und beginnt, an ihm herumzuwerkeln. Es gelingt ihm nicht, es gerade zu hängen, aber er ist beschäftigt.

«Alles im Lot?», frage ich im Vorbeigehen. Oder ich rücke den Küchentisch wenige Zentimeter in Richtung Tür, damit er wackelt. Auf den Tisch lege ich zwei Holzplättchen neben den Salzstreuer. Bemerkt Hubert den wackelnden Tisch, nimmt er die Plättchen, geht auf die Knie und versucht, sie unter das Tischbein zu legen. Er plagt sich schrecklich, sein Kopf läuft hochrot an, er flucht, aber er schafft es. Würde ich zu ihm unter den Tisch kommen, würde er mich verjagen. Meist helfe ich ihm hoch. Es gibt jedoch Tage, an denen schafft er es, alleine wieder aufzustehen.

«Hubert, warum wackelt der Tisch nicht mehr? Warst du das? Bravo!»

Zugegeben, manchmal gehen auch mir die Ideen aus und ich weiß mit Hubert nichts anzufangen. Wir schauen in die Luft, an die Wand, aus dem Fenster. Ich mache mir einen Spaß daraus. Langeweile kann richtig erholsam sein. Wir beobachten die Welt oder besser gesagt, wir beobachten Huberts Welt. Was sich so anbietet, spreche ich an. Zum Beispiel den Abreißkalender. Das mit dem Datum ist eine dankbare Sache. Ich erwähne den Wochentag, Monat, Jahreszeit und alles, was dazugehört. Also Feste, Feierlichkeiten, Geburtstage, was die Menschen um diese Jahreszeit so machen oder wie die Tiere oder die Natur sich verhalten. Oder ich erzähle, was zum selben Datum vor zehn, dreißig, hundert Jahren passiert ist. Google findet alles und ganz schmerzfrei erweitert sich mein Allgemeinwissen.

Ich mag es, Hubert Fragen zu stellen. Die Fragen wähle ich absichtlich so, dass er sie leicht beantworten kann. Ziemlich oft bekomme ich keine Antwort. Manchmal bekomme ich ein Ja, häufiger ein Nein. Das Nein scheint ihm leichter über die Lippen zu kommen. Es gibt aber auch Tage, an denen redet er irgendwie drum herum oder er sieht mich kritisch an und sagt, ich soll nicht so dumme Fragen stellen.

Habe ich Lust, mit ihm zu zanken, sage ich, dass das keine pädagogisch wertvolle Auskunft ist und es keine dummen Fragen gibt. Wir schießen hin und her, bis Hubert richtig lebendig wirkt. Wobei er längst nicht mehr argumentiert, aber er knurrt und schimpft. Vor Tagen hat er sogar auf den Boden gestampft. Ich finde, dass ihm das guttut. Immerhin hat er eine Meinung zu vertreten. Er ist wer, nach wie vor.

Nicht selten bringt er mich zum Lachen. Manchmal überlege ich, seine Sprüche aufzuschreiben, denn wenn ich Kevin oder Mama davon erzählen will, habe ich sie oft schon wieder vergessen.

«Schöne Armbanduhr hast du da», habe ich unlängst zu ihm gesagt. Daraufhin hat er die Uhr vom Handgelenk genommen, sie in den Händen gedreht, auf den Küchentisch gelegt und von sich weggeschoben, als gehöre sie ihm gar nicht. «Aber die Uhr gehört dir doch», habe ich ihm zu erklären versucht.

Seit dieser Episode ist die Uhr überall, nur nicht an seinem Handgelenk. Ewa legt sie ihm an und an und an und er legt sie ab und ab und ab. Ein Endlos-Spiel. «Habt ihr sonst nichts zu tun?», frage ich. Fragt Ewa mich, ob ich die Uhr gesehen habe, sage ich, dass sie wahrscheinlich dort liegt, wo die Zahnprothesen sind.

Auch Ewa hat immer etwas zu erzählen. Vergangene Woche habe Hubert gesagt, er sei von gestern. Bestimmt ist es besser, von gestern zu sein, habe ich gedacht. Und dann die Geschichte mit den Zähnen! Ewa konnte sie vor Lachen kaum erzählen. Als sie die untere Zahnprothese herausnehmen wollte, habe Hubert gesagt, das brauche sie nun wirklich nicht zu machen. Und als Ewa nicht lockerließ, habe er gesagt, sie solle ihn doch bitte in Frieden lassen und sich um ihre eigenen Angelegenheiten kümmern, seine Zähne seien sauber und überhaupt habe er den ganzen Tag nichts gegessen. Alle Achtung!, habe ich gedacht. Für sein Gehirn ist es bestimmt eine Herausforderung, so gut zu argumentieren. Hubert hat aber nicht nur unterhaltsame Sprüche auf Lager. Manche seiner Kommentare sind auf eine besondere Art weise. Vergangene Woche zum Beispiel faltete er die Tageszeitung, hob seinen Blick und meinte, dass der Mensch sich nicht zu sorgen brauche, die Natur regle alles von selbst. Ich habe zum Fenster hinausgeschaut und mich gefragt, warum es dann einen Bademeister ohne Himmel gibt.

Oft sind es die immer selben Dinge, über die wir uns unterhalten. Ich stelle Fragen über Gegenstände, die in der Wohnung rumstehen.

«Wo habt ihr die Lampe her?»

«Habt ihr das Porzellan geschenkt bekommen?»

«Hat Rosalie die Vorhänge selbst genäht?»

Ich nehme eine alte Postkarte von Bad Häring und zeige sie Hubert: «Ist es nicht toll, dass Rosalies Kur bewilligt wurde? Da ist es doch wirklich schön. Sie wird sich gut erholen.» Ich drehe die Karte um und lese laut vor: «Lieber Schatz, zwar habe ich erst Halbzeit, aber es geht mir von Tag zu Tag besser. Ich komme um Jahre jünger zurück. Deine Rosalie.»

Wirkt er gelangweilt, erfinde ich Geschichten und Hubert nimmt meine Geschichten kommentarlos hin. Dasselbe mit der Fotowand. Die gerahmten Menschen und Tiere bekommen Namen und ich drücke ihnen Schicksalsschläge und Abenteuer aufs Auge.

«Hubert, weißt du noch?», und Hubert nickt und ich erzähle. Ich lege Geschichten über die Wirklichkeit und meine Fantasie kreiert Wunder und Dramen. Wir machen mürrische oder gleichgültige Gesichter oder wir starren ins Aquarium und zählen Fische.

«Fische zählen ist nicht einfach», sage ich. Ich zähle elf, weil ich weiß, dass es elf sind, zumindest so lange, bis der nächste obenauf schwimmt.

An solchen Nachmittagen ergibt nichts, was wir tun, einen Sinn und ehrlich gesagt: Ich mag das. Menschen wollen immer ein Ergebnis sehen. Wir nicht. «Du hast genug Dinge getan, die Sinn ergaben», sage ich zu Hubert, «und was hast du jetzt davon?»

«Hast du dein Taschentuch dabei?», frage ich. Hubert greift in die rechte Hosentasche und gibt mir drei Walnusshälften.

«Drei Walnüsse für Aschenbrödel», sage ich, hole ein Tempo und tupfe behutsam seine Augenwinkel ab. Hubert weicht aus.

«Alles gut», sage ich «komm, wir lesen dein Tageshoroskop. Du bist Löwe», sage ich und fahre ihm durchs schüttere Haar.

«Hier steht: *Versuchen Sie einen Streit nicht am Telefon zu regeln, suchen Sie die persönliche Aussprache.* Das erledige ich für dich. *Beruf/Geld: Sie investieren mehr, als Sie bekommen.* Das kenne ich, kannst du mir glauben. *Jupiter rät: Fordern Sie, was Ihnen zusteht! Sie sollten mehr Kraft demonstrieren und öfters auf stur schalten.* Ich finde, das machst du schon ganz gut. Und Gesundheit? Da steht: *Sport ist gut, aber Ruhe auch.* Wir nehmen Ruhe, oder was meinst du?»

Sein Leben lang hat Hubert selbst bestimmt und jetzt, am Ende seines Lebens, soll er sich sagen lassen, was gut für ihn ist. Er soll Bälle fangen, Puzzleteile aneinanderfügen, tasten, riechen und wer weiß was noch alles. Und das alles, weil seine Tochter zwei Bücher über Aktivierung gelesen hat. Wie witzlos, wirklich! Bei allem, was der Nachtfalter ihm an Aktivierung anbietet, schaut er sie mit großen Augen an. Als wolle er sagen: Zieh Leine mit dem Scheiß.

«Wir müssen das erhalten, was er kann», erklärt der Nachtfalter und sieht dabei so traurig aus, dass ich mich frage, wer Huberts Aktivierung braucht. Niemand fragt nach meiner Meinung, dabei ist es so simpel. Hubert soll sich wohlfühlen. Es darf ihm nichts in die Quere kommen, das ihn verunsichert oder stört. Nichts darf ihn zwicken oder erschrecken oder seine Laune zum Kippen bringen. Kein Schmerz. Keine Angst. Keine Sorge. Er soll sich nicht verfolgt fühlen, weder von uns noch von Schatten und Gespenstern. Er soll sich geborgen fühlen. Keine Überforderung. Viele Stunden Schlaf. Mehr braucht er nicht. Ach ja, und sein Herzschrittmacher sollte funktionieren. Ewa sagt: «Herzschrittmacher springt, wenn Herz müde.»

Vielleicht gibt es mehr müde Herzen, als wir denken. Die Kassiererin im Supermarkt kann ein müdes Herz haben oder der Busfahrer, sogar Frau Mathe-ist-das-

Universum. Jährlich bleiben Tausende Herzen stehen. Einfach so. Auf Schlag – Schlag – Schlag folgt das Aus. Ich weiß das, weil meine Oma in den Jahren vor ihrem Tod Herzstolpern gehabt hat und ich viel über Herzen gegoogelt habe. Ein Herz kann stolpern wie Rosalie über den Wohnzimmerteppich, rasen wie ein Formel-1-Auto, galoppieren wie eine Herde wild gewordener Pferde. Völlig unvorbereitet kann einem schwindlig werden und man verliert das Bewusstsein. Oder man bekommt Atemnot und das Herz bleibt stehen. Einfach so, während man Rad fährt, ein Buch liest oder im Baumarkt an der Kasse steht. Oder der Hunger nach Luft reißt einen aus dem Schlaf.

Die Menschen glauben, dass das Leben immer so weitergeht, aber Irrtum. Und weil ich nicht weiß, wie lange die Batterie eines Herzschrittmachers hält, google ich: *Haltbarkeit Batterie Herzschrittmacher*. Das Ergebnis: fünf bis zehn Jahre. Ich rufe den Nachtfalter an und frage, seit wann Hubert seinen Herzschrittmacher hat.

«Da muss ich nachschauen», sagt sie gechillt, «genau kann ich dir das nicht sagen. Fünf, sechs Jahre vielleicht.»

«Sehr beruhigend», sage ich und denke, dass wir nicht über Kevins Mickey-Mouse-Wecker, sondern über einen Herzschrittmacher sprechen. Und während der Nachtfalter erzählt, dass Würmchen gerade auf ihrem Schoß sitzt und das Kind so fröhlich und unkompliziert ist, denke ich, dass Mama damit recht hat, dass der Nachtfalter eine lausige Tochter ist.

«Hier riecht es aber streng», sage ich und reiße das Fenster auf. Ewa versucht, alle pflegerischen Themen von mir fernzuhalten. Sie spricht nicht darüber und jammert auch nicht, aber anhand der Gerüche und der Gesichter der beiden kann ich mir meistens ausmalen, was hier abgeht.

«Die Sonne senkt den Blutdruck», sage ich und rücke den Polstersessel ins Sonnenlicht, direkt ans offene Fenster. «Ein Spätsommertag wie aus dem Bilderbuch», sage ich. Hubert setzt sich. Ich reiche ihm sein Cappy. Er nimmt es, rückt es zurecht und sieht mich an, als wolle er sagen: Brauchst du noch etwas?

Ich grinse: «Hast du alles?»

Hubert nickt.

«Und wo soll ich arbeiten?», frage ich und ziehe die Geschirrtücher, auf denen Hagebuttenschalen und Ringelblumenblüten trocknen, auf eine Seite des Wohnzimmertisches. Ich schlage das Mathebuch auf, zähle in Gedanken: 21, 22, 23, 24, 25 und schlage das Buch wieder zu. «Genug gelernt», scherze ich mit mir selbst und gehe, um das Fenster zu schließen. Ich ziehe das Geschirrtuch mit den Hagebuttenschalen näher, denke an Vitamin-C-Bombe, spanne die Augen weit auf und ordne die Schalen in Herzform an, nehme die getrockneten Ringelblumen und fülle die Hagebuttenherzen mit Ringelblumenblüten, mache ein Foto mit dem Handy und schicke es Mama und Kevin.

Zehn Sekunden später kommt eine Nachricht von Mama: *Lernst du?*

Zwei Minuten später folgt eine Nachricht von Kevin: *Spinnst du?*

38

Ich bin ihr so lange auf die Nerven gegangen, bis sie es eingesehen hat. Ich habe gesagt, sie solle sich in Huberts Situation hineinversetzen. Nie in der Natur. Nie den Himmel sehen. Nur Wände, Räume, Tag für Tag dieselben drei Gesichter. Die einzigen Ausflugsziele: Ohren ausspülen und Zahnprothesen unterfüttern.

«Das ist doch kein Leben», habe ich gesagt, «erst recht nicht für Hubert, der sein Leben im Freien verbracht hat.» Ich muss ziemlich emotional gewesen sein, denn sie sagte: «Du tust, als ginge es um Leben und Tod.»

«Geht es ja auch», habe ich gezischt. Danach war es still.

Ich hätte weit mehr Argumente gehabt. Gefühlt dauerte es eine Ewigkeit, bis sie endlich meinte: «Du hast ja recht, Linda.» Das war vorgestern. Und da die Wetter-App sechzehn Grad und viele Sonnen vorhersagte, wollte ich es genau wissen. Ich habe ihr meine Hand hingestreckt und gesagt: «Diesen Samstag, schlag ein.»

Einen Anruf später hatte Ewa einen Rollstuhl organisiert. Und heute Nachmittag senkte der Fahrer den Bus ab, klappte die Rampe aus und wir sind mit Hubert rein in den Bus, als würden wir das jeden Samstag machen.

Sofort hat Hubert den Kopf eingezogen, wie eine Schildkröte.

«Du liegst im Trend», habe ich ihm auf die Schulter geklopft, «hier spricht keiner mit dem anderen. Alles digital.»

Während der Busfahrt musste ich darüber nachdenken, dass Hubert einer der Letzten ist, der seine Tage ungestört lebt, ohne dabei gefilmt oder fotografiert zu werden.

Gemeinsam helfen wir Hubert beim Umsetzen vom Rollstuhl auf die Bank. Viel mehr als eine Feder wiegt er nicht. «Wie gut du das machst», lobt der Nachtfalter ihren Vater. Ich kann es nicht leiden, wenn sie mit ihm spricht, als wäre er ein Kleinkind. Oft sagt sie, dass sich die Dinge umgekehrt haben und sie heute für ihren Vater sorgt, weil er früher für sie gesorgt hat. So ein Schwachsinn! Von wegen, sie sorgt für ihn, würde Mama sagen.

Ewa wollte lieber daheimbleiben und beten. Der Ausflug sei zu viel für ihre Nerven. «Gute Idee», habe ich gesagt. Vermutlich hätte sie während der gesamten Challenge von Anfang bis Ende geweint. An der Bushaltestelle hat der Nachtfalter hektisch nach ihrem iPhone gesucht, den Blazer ausgezogen, ihn wieder angezogen, wieder ausgezogen, an ihrer Rocklänge herumgezupft. Ich musste an unsere erste Begegnung bei den Briefkästen denken und daran, dass ich sie schon damals richtig eingeschätzt habe. Wie oft habe ich an ihre Worte, ihr Vater sei ohne Betreuung völlig aufgeschmissen, denken müssen, denn in den darauffolgenden Monaten waren wir nicht selten völlig aufgeschmissen, wir alle.

«Herrlich», seufze ich und stopfe das Kissen, das Ewa uns mitgegeben hat, zwischen die Bank und Huberts Rücken. «Erst mal ankommen», sage ich. Der Nachtfalter deutet auf ihr Handy und ist verschwunden. Mama plappert in meinem Kopf über Verantwortung. Ich drehe mein Gesicht zur Seite, sodass die Sonne meine linke Wange wärmt. Weiter weg dröhnen Baustellengeräusche. Zwei Blesshühner streiten. Irgendwo ein Klingelton. Eine Frauenstimme schimpft in einer fremden Sprache. Dann ist es still. Derselbe Klingelton, wieder das Schimpfen der Frau. Hubert blickt misstrauisch. Kurz flackert der Gedanke auf, dass wir ihn überfordern. Ich lege meine Hand auf seinen Oberschenkel, schließe für Sekunden die Augen und nehme einen tiefen Atemzug. Kein Anlass zur Sorge, höre ich meine Oma sagen. Ich grinse und entscheide, niemandem davon zu erzählen, wie viele Stimmen es in meinem Kopf gibt. Erst jetzt nehme ich das milde Licht wahr.

Hubert blickt kritisch auf den See. Als gäbe es etwas zu bemängeln. «Passt etwas nicht?», frage ich.

Hinter uns im Jachthafen liegt ein einsames Polizeiboot. Der Hafen, ein großer, leerer Parkplatz. Die orangefarbenen Rettungsreifen sind der einzige Farbklecks am Bootssteg.

«Weißt du, ich habe mich richtig dafür eingesetzt, dass du an den See kommst. Gib mal dein Taschentuch.»

Hubert lehnt sich zurück und gräbt in der richtigen Hosentasche.

«Wunderbar», sage ich und tupfe seine tränenden Augen und seine rinnende Nase ab. «Wie du dir vorstellen kannst, war deine Tochter nicht begeistert, dabei hätten wir dich schon viel früher an den See bringen sollen. Vierzig Jahre hast du im Strandbad gearbeitet, dein halbes Leben lang. Weißt du, was ich zu ihr gesagt habe? Ich habe gesagt, dass alles dafür und nichts dagegenspricht und hier hast du es: In natura.»

Ich tippe eine Nachricht an Kevin:

Bin mit Hubert am See, würde dir auch guttun.

Zehn Sekunden später Kevins Antwort: *Nur für fünfzig Euro.*

Nach wie vor schaut Hubert kritisch. Wahrscheinlich blendet ihn das Licht oder er hat einen trockenen Mund oder sein Nacken schmerzt oder ihn plagt eine der anderen fünfhundert Unannehmlichkeiten, die einem das Leben bescheren kann. Ich verwerfe den Gedanken, die Mütze über seine Ohren zu ziehen. Schlechter sollte die Stimmung nicht werden. Gut, dass sich der Nachtfalter aus dem Staub gemacht hat. Ich habe nie erlebt, dass sie zur Entspannung einer Situation beigetragen hat.

Die Stimmen der Passanten klingen wie dumpfes Gemurmel. Hier und da versteht man ein Wort. Jemand sagt: «Schönen Tag.» Jemand sagt: «Tschüss.» Jemand sagt: «Nicht vergessen, morgen um sieben.» Beim Geschrei der Möwen zuckt Hubert zusammen. Spürbar sind ihm die Laute zu grell, zu schrill, zu viel. Ich denke, dass ich es, wie vieles andere, nicht ändern kann.

«Schau, wie klar das Wasser ist», sage ich.

Hubert reagiert nicht.

«Hubert», sage ich laut und überdeutlich, «welchen

Wochentag haben wir heute?» Ich warte und starre in den klaren Himmel über unseren Köpfen.

«Heute ist nicht Freitag», knurrt er.

«Du kannst ja doch sprechen», sage ich, «und es stimmt. Heute ist Samstag, Hubert, Samstag, der 28. Oktober und Ewa hat dich eingepackt, als hätte es Minusgrade. Hörst du die Trommeln?»

Hubert lässt die Augen zufallen.

Zehn Meter neben uns keift ein winziger Mann mit Glatze in sein Handy: «Klar hat unser Elektriker das verkabelt, was denken Sie denn!» Die Frau des winzigen Mannes tippt gelangweilt in ihr Handy, die Söhne streiten. Und ich hoffe, dass das Gequatsche über Wasseraufbereitungsanlagen schnell endet und die vier vorbeiziehen oder sich in Luft auflösen. Als Hubert die Augen wieder öffnet, starte ich erneut einen Versuch: «Hörst du die Trommeln, Hubert? Schön, wie der Wind den Rhythmus durch die Seeanlagen trägt, findest du nicht auch? Das ist eine Gruppe von Frauen und Männern, ich habe sie schon oft gesehen, die meisten trommeln auf einer Djembe. Alle in unserem Alter, um die fünfzig. Sie treffen sich dienstags zum Lachen und samstags zum Trommeln. Stell dir vor, Hubert! Heutzutage trifft man sich zum Lachen!»

Ich beobachte, wie Huberts Blick einem vorbeischwimmenden Entenpaar folgt. Kaum merklich nickt er und im nächsten Moment: ein breites Grinsen auf seinem Gesicht. Er blickt mich an, als wollte er sagen: Hast du die Enten gesehen?

Ich grinse und stelle mir vor, wie er sich dafür bedankt, dass ich ihn hierher gebracht habe. Der Himmel blau, die Sonne mild, seine Gesichtszüge entspannt. So habe ich mir das vorgestellt, denke ich, und empfinde eine Freude, die mir für das Ereignis zu groß scheint. Etwas in mir jubelt. Als wäre es mein Erfolg.

Liebevoll lege ich meine Hand auf seinen Rücken. Der Nachtfalter steht fünfzig Meter entfernt unter einer Trauerweide. Ihre Hand fuchtelt durch die Luft. Mit wem auch immer sie telefoniert, entspannt wirkt sie nicht.

«Habe ich dir erzählt, dass wir nach Gran Canaria fliegen, Mama, Jürgen und ich? Du warst bestimmt schon mal am Meer. Rimini? Calella? Die Busreise nach Rimini, weißt du noch? Die herrliche Pasta und Rosalie im Cocktailkleid, die Schönste von allen. Erinnerst du dich?» Hubert lächelt und nickt. Hat er genickt? Bestimmt habe ich mir das eingebildet.

«Was denkst du, wie viel Grad hat das Wasser? Sollen wir reingehen? Nur mit den Füßen?» Erneut nickt er. Als wäre es eine Selbstverständlichkeit. Als wäre das mit der Demenz ein schlechter Scherz.

«Ist das dein Ernst?», lache ich und werfe einen Blick in Richtung Nachtfalter. Zu gerne würde ich jemandem sagen, was hier abgeht. Ich denke an Ewa, die für uns betet, und kreiere mir ein neues Leben: Hubert wird gesund, Mama und ich werden reich. Mathematik wird wegen Unbeliebtheit vom Lehrplan genommen und Schönes in unserem Leben nimmt überhand. Mein Atem geht tief, meine Muskeln lassen los. Und es fühlt sich so an, als könnte ich es schaffen, das Leben mit allem, was dazugehört, doch der Gedanke taucht auf und unter und weg.

Vieles gehört der Vergangenheit an: Der Innenhof, das Treppensteigen, Kreise in die Tageszeitung malen. Auch das Obstsortiment am Fensterbrett. Frische Luft gibt es nur, wenn Ewa das Fenster öffnet. Hubert rührt das Fenster nicht an. Wer hätte gedacht, dass die guten Tage jene waren, als das Fensterbrett noch zu seiner Welt gehörte.

Ich denke zurück und sage: «Weißt du noch, Rudi Carrell?», sehe aufs Wasser und singe *Wann wird's mal wieder richtig Sommer*. Und dann passiert es: völlig unerwartet, völlig verrückt, einfach so. Hubert greift nach meiner Hand und drückt sie. Noch nie hat er meine Hand genommen. Immer war ich es, die seine Hand genommen hat, nie umgekehrt. Seine warm, meine warm. Der Kloß in meinem Hals ist größer als mein Kopf. Das Blut wallt in meinen Ohren. Die Sonne zaubert Sterne ins Wasser. Sterne, die vor meinen Augen verschwimmen, weil mich der Gedanke, dass wir sterben, zu Tränen rührt. Ich frage mich, was hier los ist, und ich wünsche mir, dass der Nachtfalter zehn Stunden telefoniert und das Entenpaar zweihundert Mal vorbeischwimmt. Zwanzig Meter entfernt setzen zwei Schwäne zum Flug an und Hubert hebt sein Kinn in Richtung Schwäne, als wollte er mich auf sie aufmerksam machen. Er hält noch immer meine Hand. Und ich rede drauflos, weil ich so Vieles sagen möchte, wobei nur wirres Zeug aus meinem Mund kommt, aber das macht nichts. Ich rede der Stimmung wegen und weil mein Herz überquillt wie Ewas Hefeteig.

«Es wäre schön, wenn ich etwas für dich tun könnte», sage ich, «vielleicht gibt es jemanden, den du ein letztes

Mal sehen möchtest, einen Kollegen oder vielleicht eine alte Liebe. Vielleicht gibt es jemanden, dem du etwas schenken möchtest? Ein Buch. Ein Bild. Einen Blumenstrauß. Es gibt Menschen, die verschenken alles, und es gibt Menschen, die behalten alles für sich. Ich weiß nicht, zu welchen du gehörst, Hubert. Wie soll ich das auch wissen?» Ich zeige in Richtung Strandbad: «Dort drüben hast du einen Siebenjährigen aus dem Sportbecken gezogen. Weißt du das noch? Genau im richtigen Moment hast du bemerkt, dass mit dem Jungen etwas nicht stimmt. Du hast einen Riecher für so was, haben deine Kollegen gesagt. Und die Mutter des Jungen hat dir einen langen Dankesbrief geschrieben, von Hand, auf Briefpapier. Jedes Jahr an dem Tag, an dem du den Kleinen gerettet hast, das war der 4. August, hast du den Brief gelesen, bist in die Kirche gegangen und hast eine Kerze angezündet. Das hat mir deine Tochter erzählt. Bei dir ist nie ein Kind ertrunken.» Hubert nickt, und beim Blick in seine Augen glaube ich, die Summe seines Lebens zu sehen. All das Glück- und Pechgehabt, die vielen Jahre mit Rosalie, all die Sommer.

«Wir müssen!», höre ich Huberts Tochter hinter uns. Ich kneife die Augen zusammen und fühle einen sanften Stich in meiner Brust. Hubert zieht die Augenbrauen hoch und sieht mich an, als wollte er sagen: Bist du bereit?

«Wir sind gleich so weit», sage ich. Irgendwo schreit ein Kleinkind. Irgendwo bellt ein Hund.

39

«Vielleicht liegt das Problem ja gar nicht an Mathe, sondern an dir?», zischt sie.

«Mama, ich bitte dich, hör auf mit dem Scheiß! Mehr als die Hälfte der Klasse braucht Nachhilfe», argumentiere ich, «vielleicht liegt das Problem gar nicht an den Schülern, sondern an den Professoren?» Darauf antwortet Mama nicht. Ich möchte ihr sagen, dass sie keine Ahnung hat, was in der Schule abgeht, und dass es einen Schuldigen gibt, nämlich den bösen Bildungsplan, aber ich sage nichts, weil Mama so etwas wie einen Bildungsplan nie infrage stellen würde. Ich schweige und sehe zu, wie sie einen Apfel seziert. Sie mag keine Apfelkerne.

«Ich mag Kerne», sage ich trotzig. Sie hingegen isst das Kerngehäuse, das ich nicht mag. Da sieht man, wie verschieden wir sind. Theatralisch greife ich nach einem Apfel und sage: «Vielleicht liegt das Problem gar nicht am Apfel, sondern an dir.» Und in dem Moment sehe ich, wie sich Mamas Gesicht tonlos zu einer Fratze verzerrt. Sie springt auf, greift nach dem Geschirrtuch, das mit dem Kaffeebohnen-Motiv, dreht das Wasser auf und hält ihren blutenden Zeigefinger unter den Wasserstrahl.

«Verdammt», schimpft sie und wickelt das Geschirrtuch um den Finger. Dann durchwühlt sie die Küchenlade nach einem Hansaplast.

«Hier», sage ich und halte ein passendes Pflaster hoch. Sie streckt mir den Finger entgegen, der immer noch stark blutet. Ich denke an Kevin, der kein Blut sehen kann, klebe das Pflaster fest, hole Verbandsmaterial und lege einen Verband an.

«Fast so professionell wie Ewa», sage ich, «dagegendrücken, fester!»

Bei genauem Hinsehen erkennt man, dass sie nicht nur müde, sondern auch enttäuscht und überfordert aussieht. Als wäre die Schnittwunde nur die Spitze des Eisbergs. Ich hole ein Glas Wasser und reiche es ihr. Mama nimmt einen Schluck, setzt sich und schiebt den Teller samt Apfel von sich.

«Ach, Mama», seufze ich, «lass uns einfach so tun, als ob.» Fragend schaut sie mich an. «Die meisten tun, als ob. Als ob ihr Leben in Ordnung wäre, dabei bringen sie genauso wenig auf die Reihe wie alle anderen. Wir können doch auch so tun, als ob. Als ob unser Leben in Ordnung wäre», sage ich. Mama hält den Finger in die Höhe und starrt auf ihren Verband. Um sie von ihrer Verletzung abzulenken, frage ich: «Und was macht Jürgen?»

«Für ihn gibt es nur noch ein Thema, Gran Canaria, stresst irgendwie», sagt sie und trägt den Teller mit dem Apfel zur Abwasch, «und mit Hubert, alles okay?»

«Gestern ging es ihm noch gut», antworte ich, «und auf der Arbeit?»

«Mal besser, mal schlechter», sagt sie, «und wie geht es dir, Linda?» Komische Frage, denke ich, weil ich mich nicht erinnern kann, wann sie mich das letzte Mal danach gefragt hat. Für gewöhnlich fragt sie nach meinen

Zensuren. Ich sage: «Es macht mich verrückt, dass sich alles wiederholt.»

«Wie meinst du das?», will sie wissen.

Ich singe *Last Christmas, I gave you my heart,* deute auf den Kalender und picke einen Apfelkern vom Tellerrand. Tatsächlich macht es mich verrückt, dass sich alles wiederholt: Jahreszeiten. Geburtstage. Feiertage. Ich kann nicht nachvollziehen, was nach dem zehnten Weihnachtsfest noch interessant sein soll. Kann mir das einer erklären? Vielleicht ist das Sterben eine Flucht vor dem achtundsiebzigsten Weihnachtsfest oder dem achtzigsten Silvester.

40

Sechzehn sei ein schönes Alter, das ganze Leben läge vor einem, meine Mama sei eine Traumfrau, er könne es kaum erwarten, mit uns nach Gran Canaria zu fliegen, und jetzt habe er sich Zeit genommen, um mich, eigentlich uns drei, hochleben zu lassen, prostet er mir und Mama zu. Dick aufgetragen, denke ich und versuche ihm anzusehen, wie betrunken er ist.

Camilla frisst Bio-Thunfisch. Jahr für Jahr bekommt sie an unserem Geburtstag ein besonderes Menü und einen Check beim Tierarzt. Wir feiern gemeinsam Geburtstag, weil sie, nachdem ich Mama über Monate damit drangsaliert hatte, dass erst ein Hund oder eine Katze uns wieder zu einer Familie machen würde, an meinem zehnten Geburtstag in mein Leben tapste. Mama meinte, eine Katze sei das geringere Übel. Ein winziger roter Knäuel war sie.

«Jürgen lallt», sage ich zu Mama, als sie die restliche Lasagne aus der Form kratzt.

«Er lallt nicht», sagt sie.

«Du magst ihn wirklich», sage ich.

«Nein, ich mag ihn nicht», sagt sie, «ich wollte nur nach Gran Canaria.»

Wir lachen. Macht Mama Scherze, steht dahinter ein großes Bemühen oder eine Flasche Wein.

«Da seid ihr ja», sagt Jürgen, «wer lacht denn da?»

«Niemand», sage ich.

«Das Geburtstagskind», sagt Mama.

«Du meinst, die junge Frau», lallt der Bestatter, seine flatternde Hand deutet von meinem Kopf zu meinen Füßen.

Ich wende mich ab, schaue aus dem Fenster und sage im Stillen zu mir selbst: Jetzt bist du sechzehn, Linda.

Keine Menschenseele ist unterwegs. Der Nieselregen vor dem Fenster lässt die Autodächer glänzen. Geburtstagswetter. Der Asphalt schimmert schwarz. Schwarz wie der Pullover, den Jürgen mir geschenkt hat. Camilla springt aufs Fenstersims und reckt mir ihren leuchtenden Kopf entgegen.

«Na, wie fühlst du dich», sage ich und kraule sie zwischen den Ohren. «Für dein Zimmer, etwas Lebendiges», hat Mama gesagt und mir einen Farn geschenkt. Bevor ich zur Schule bin, hat sie mir Pancakes mit Vanilleeis, Sahne und Schokoladensauce gemacht, dazu Kakao. Das hat Tradition, und immer mit Eis, weil ich um vieles lieber im Sommer Geburtstag hätte. Kevin schenkt mir nie etwas, er spart Ressourcen und Sara hat einen Kuchen gebacken. Wer wissen will, was man an einem Kuchen alles falsch machen kann, fragt am besten Sara. Meist rühren wir das Ding nicht an, lassen ihn hart werden und klopfen mit den Fingerknöcheln dagegen, wenn wir die Küche betreten. Trotzdem gehört Saras Kuchen dazu.

Von Ewa habe ich acht Lavendel-Duft-Kissen bekommen, lila-weiß karierter Stoff, große Maschen, ebenso lilafarben, prall gefüllt. Und der Nachtfalter hat meinen Geburtstag vergessen. «Sie hat deinen Geburtstag vergessen!», hat Mama herumgeschrien. Schnell habe ich die Balkontür geschlossen, wie früher, als Papa noch bei uns wohnte.

Mama schaut fern. Jürgen ist gegangen. Nachdem wir ihm erklärt haben, dass bei uns keine alkoholisierten Männer übernachten, hat er sich ein Taxi genommen. Wir haben richtiggehend zusammengehalten.

«Das sind wir uns schuldig, wegen früher», hat Mama gesagt. Es war nicht einfach, ihn rauszubekommen.

«Deswegen zieht er hier nicht ein», habe ich Mama zugeflüstert und Mama hat genickt. In der Zeit, bis seine Füße endlich in den richtigen Schuhen steckten, hat er erklärt, dass ich mit sechzehn Jahren vier Wochen Vollzeit im Jahr arbeiten und mich bis Mitternacht ohne Begleitperson in Clubs, Bars und Diskotheken aufhalten darf, außerdem dürfe ich Alkohol konsumieren.

«Linda, jetzt beginnt dein Leben», hat er gelallt. Mama hat ihm in die Jacke geholfen, wobei er etliche Male den Ärmel verfehlte. Ich habe so getan, als würde ich es nicht beobachten, und habe Schuhe sortiert. Und als wir dachten, es wäre geschafft, hat Jürgen sich umgedreht, Mama eindringlich angesehen und ihr gesagt, sie müsse auf mich aufpassen, ab heute dürfe ich Sex mit über Einundzwanzigjährigen haben. Mama wurde rot und ich habe die Augen weit aufgespannt, wie Ewa bei der Vitamin-C-Bombe. Seine letzte Meldung war, er würde jetzt joggen gehen, denn das Leben sei ein Geschenk und er der Beschenkte, weil er einen krisenfesten Job, gute Freunde und eine Traumfrau habe.

Als Jürgen endlich draußen war, haben wir uns gegen die Wohnungstür gelehnt, als bestünde Gefahr, er könnte zurückkommen. Die Stimmung lag irgendwo zwischen Weinen und Lachen und hätte Mama geweint, ich hätte mit ihr geweint. Ebenso gut hätte alles in einem Lachanfall enden können. Völlig erschöpft hat Mama sich auf die Bank unter der Garderobe gesetzt.

«Anstrengend, so ein Kindergeburtstag», habe ich gesagt und zwei Gläser Henkell trocken geholt.

«Dein erster Alkohol?», hat sie gefragt und dann haben wir angestoßen.

«Auf eine Wohnung ohne Männer», habe ich gesagt und Mama hat den Satz wiederholt und während wir in kleinen Schlucken die Gläser leer tranken, musste ich darüber nachdenken, dass sich Sex vor meinem Tod nicht ausgehen wird. Der Gedanke an Gran Canaria tauchte auf und mit einem Mal war ich unsicher, ob ich das Meer überhaupt sehen wollte.

Ich sitze an die Rückwand meines Bettes gelehnt. Mein Kopf surrt. Ich höre das Schließen der Badezimmertür, Schritte, das Ausknipsen des Lichtschalters. Mama ist schlafen gegangen. «Na, wie war unser Geburtstag?», frage ich Camilla, «Bio-Thunfisch, was willst du mehr?» Camilla schnurrt. «Du liebst mich, nicht wahr?», sage ich und hebe sie hoch. Morgen werde ich Hubert erzählen, dass ich sechzehn geworden bin und er am dritten Januar siebenundachtzig wird. Er wird sagen, dass ich mir das ausgedacht habe, um ihn zum Narren zu halten, oder dass ich ihn mit jemandem verwechsle, seine Mutter und seine Geschwister werden leben und wir werden, wie so oft, beide fünfzig sein.

Während mein Blick die Wände entlangschweift, versuche ich, mir mein Zimmer ohne mich vorzustellen. Oft wird in Filmen, wenn jemand zu Tode kommt, alles belassen, wie es war, weil es den Hinterbliebenen schwerfällt, den Verstorbenen loszulassen. Alles bleibt unverändert, als wäre der- oder diejenige noch am Leben. Die Möbel im Schlafzimmer. Die Kleidung im Schrank. Die Unordnung am Schreibtisch. Ich stelle mir vor, wie Mama nach meinem Tod in meinem Zimmer umherschleicht. Sie steht am Fenster, mit verschränkten Armen, und blickt zum Himmel. Sie setzt sich auf den Drehstuhl, lehnt sich zurück und dreht sich langsam rundum. Ihr Blick wandert über Wände und Möbel. Sie streicht über meine Schulhefte, legt das Mathe-Nicht-genügend auf das Latein-Nicht-genügend, öffnet meine Griffelschachtel, nimmt den Radiergummi heraus und umschließt ihn mit ihrer Hand. Sie steckt den Radiergummi zurück, verschließt die Griffelschachtel, setzt sich ans Fußende zu Camilla, schlägt die Hände vors Gesicht und weint. Die schwarze Krähe sitzt am Heizkörper und langweilt sich. Das Zimmer ist kühl. Sie sparen Heizkosten. Immerhin bin ich im Jenseits und Camilla hat ein Fell. Die Tür geht auf. Papa kommt rein und setzt sich neben Mama. Er trägt ein ordentliches Hemd, saubere Jeans und Turnschuhe. Er sagt, es tue ihm leid, sei blöd gelaufen, damals. Er mache jetzt eine Therapie, und wie es wäre, neu anzufangen. Das Surren in meinem Kopf wandert in meine Ohren und ich frage mich, ob alles anders wäre, wenn ich gleichaltrige Freundinnen, einen festen Freund oder Sex mit einem über Einundzwanzigjährigen hätte.

41

Wenige Tage nach meinem Geburtstag ruft Kevin an und fragt, ob ich Lust habe, mich mit ihm am See zu treffen. «Falsch verbunden», sage ich und lege auf. Er ruft nochmals an und fragt, was das soll.

«Du bekommst keine fünfzig Euro», sage ich.

«Mit Hubert warst du doch auch am See», kontert er, «darf man nicht mal seine Meinung ändern?»

«Hast du Krebs?», frage ich. Kevin schweigt. Mein Atem stockt. Kevin übergeht meine Frage und erzählt belangloses Zeug. Es fühlt sich an, als erzähle er, nur um nicht auflegen zu müssen. Die ganze Zeit über frage ich mich, ob ich aus dem wirren Gerede etwas schließen sollte. Und dann kommt der Knüller: Er fragt mich, wie es mir geht. «Warum wollen plötzlich alle wissen, wie es mir geht?», frage ich, «ausgezeichnet geht es mir.»

Ich lobe meinen grandiosen Humor, höre ihm mit einem Ohr zu und male winzige geometrische Figuren in die Ecken meines Schwindelzettels für Geografie. Und dann wird der Knüller vom nächsten Knüller übertroffen. Kevin erzählt, er will sich im Fitnesscenter anmelden. «Spinnst du?», frage ich.

Eine Stunde später sitzen wir auf den Steintreppen am Ufer, der Strand menschenleer, die Wasseroberfläche glatt, der Himmel blau.

«Schön, dass du dir Zeit nimmst», sagt Kevin und zwinkert mir zu. Komischer Satz. Komisches Zwinkern. Wenn er wirklich Krebs hat, was dann? Ich erschaudere, und im selben Moment wird mir bewusst, dass das meine Chance ist, auf die ich in der Kirche die ganze Nacht gehofft hatte.

«Wir müssen reden», sagt Kevin.

Ich strecke meine Hände aus, drehe die Handflächen nach oben, fühle in die Mitte meiner Handflächen hinein und gelange zu der Überzeugung, dass ich zaubern kann.

«Reden? Worüber?», frage ich beiläufig, während mein Hirn auf Hochtouren arbeitet, dahingehend, was und wie viel ich ihm sagen will und woran er sich später erinnern soll.

Kevin streift die Schuhe ab, zieht die Socken aus und seufzt, als er die Füße auf den warmen Stein stellt. «Weißt du, warum man Kinder in Schuhe zwängt?»

«Du wirst es mir bestimmt gleich sagen.»

«Man zwängt sie in Schuhe, weil sie sich anpassen sollen. Zuerst zwängt man sie in Schuhe, dann in Normen und Systeme.»

Ich sage nichts dazu.

«Freies Denken ist unerwünscht», fasst Kevin zusammen. Ich sehe mich um, weil mir das Ganze spooky vorkommt.

Kevin rempelt mich an. «Komm, Linda, zieh die Schuhe aus. Ohne Schuhe kann man besser denken.»

Barfuß läuft man, wenn kein R im Monat vorkommt, höre ich Oma sagen und ziehe die Schuhe trotzdem aus. «Was um Himmels willen willst du im Fitnesscenter?», frage ich.

Kevin zieht die Schultern hoch.

«Hast du dich verliebt?», frage ich und spreize meine Zehen wie einen Fächer.

«Wo willst du in zehn Jahren sein?», fragt Kevin.

Jetzt ist er völlig durchgeknallt. Ich ignoriere seine Frage, wie er meine Fragen ignoriert. «Scheint der Tag der unbeantworteten Fragen zu werden», sage ich, «hier läuft die Kommunikation fast so gut wie zu Hause.» Ich rücke näher zu Kevin, streife eine Ameise von meinem rechten Fuß und bringe kein Wort heraus. So kommen wir nicht weiter, mahnt eine Stimme in meinem Kopf. Mein Blick springt von meinem rechten Fuß zu Kevins linkem Fuß zur Hafenausfahrt links von Kevins linkem Fuß.

«Dass wir befreundet sind, ist richtig gut», sagt Kevin und legt seine Hand auf meine. Dabei blickt er in meine Augen, in denen *Du meine Güte, was ist mit dir?* geschrieben steht. Ich überlege, meine Hand wegzuziehen, aber wenn das hier eine bedeutende Szene in Kevins Erinnerung bleiben soll, wird es wohl besser sein, meine Hand liegen zu lassen.

«Ich habe keine Lust mehr», sagt Kevin.

Ich neige meinen Kopf zur Seite und frage, wie er das meint.

«Ich weiß zu viel», antwortet er.

«Bau deine Rechenzentrale ab», rate ich ihm und ziehe theatralisch meine Augenbrauen hoch.

«Das soll helfen?», fragt Kevin und wirkt von meiner Antwort enttäuscht.

«Schau dir lustige Filme an», sage ich.

«Ich hasse lustige Filme.»

Fragend sehe ich ihn an.

«Alles ist zum Zoo geworden. Keine Möwe kann in Ruhe fliegen.» Kevin deutet zum Himmel. «Tiere und Menschen sind zum Zoo geworden. Essen wird fotografiert. Geburten werden gefilmt. Pass auf, dass keiner deinen Hubert beim Sterben filmt.»

Mir fällt nichts ein, was ich dazu sagen könnte. Ich lege meinen Arm um Kevin und streiche eine Haarsträhne hinter sein Ohr.

«Lass das», zischt er. Und dann reden wir über belanglose Dinge, wie zuvor, nichts von Bedeutung, und ich sehe dabei zu, wie meine Chance verstreicht. Endlich lässt er meine Hand los, greift nach seinem Rucksack und zieht ein Päckchen mit roter Schleife heraus.

«Für mich», frage ich, «darf ich?» Ich zerreiße das dünne Papier und zerknülle es zu einer gelben Kugel. Zum Vorschein kommt ein Buch, auf dem Cover ein gezeichnetes Mädchen, das mir ähnlich sieht. Der Titel: *Über mir die Wolke – Eine hoffnungsvolle Geschichte für dunkle Tage*. Ich lege den Kopf in den Nacken: «Keine dunkle Wolke da.»

«Für den Fall, dass eine kommt», antwortet Kevin.

«Optimistisch wie immer», sage ich, «für mich, aber warum?» Auch diese Frage ignoriert er. Und dann ist es still und es fühlt sich an, als laufe im Kino der Abspann. Als wäre alles gesagt. Als entferne sich Kevin von mir und ich mich von ihm. Als ginge ich irgendwo hin. Als ginge er irgendwo anders hin. Und ich fühle mich traurig und erleichtert zugleich, weil das gerade eben mehr war, als ich mir hätte ausdenken können.

42

Ewa werkelt an Huberts Kopf herum.

«Diese dumme Kommode», schimpfe ich und drücke Huberts Hand. Blut rinnt über seine Stirn, die Augenbraue, die Schläfe entlang, über die Wange. Ewa schimpft auf Polnisch, fuchtelt herum, richtet Klebestreifen zurecht, reißt Verbandsmaterial auf und legt einen Druckverband an.

«Alles gut, kann passieren, halb so schlimm», sage ich und lehne den Kopf an Huberts Stuhl. Alles gut, kann passieren, halb so schlimm, funktioniert bei allen, außer bei Mama. Vielleicht weil in Mamas Fall alles doppelt so schlimm ist.

«Den Stuhl treffen, die Schwelle sehen, Entfernungen einschätzen, das ist für Hubert nicht so einfach», erkläre ich, wenn Mama oder Kevin wissen wollen, warum er immer wieder stürzt. Gewöhnlich stürzt er, wenn Ewa außer Haus ist. Vielleicht liegt es daran, dass er sich bei mir freier fühlt.

Ich mache mir deswegen keine Vorwürfe. Ist wie mit kleinen Kindern, die im Kinderwagen angegurtet sind, oder Kindern, die Stützräder ans Fahrrad bekommen oder diese Dreiräder, die Eltern mit einer Stange lenken. Das muss man sich mal vorstellen: Du bekommst dein erstes Fahrzeug und darfst es nicht selbst lenken. Der volle Reinfall. Gerade in Huberts Alter ist es besonders wichtig, sich uneingeschränkt bewegen zu dürfen. Wie soll man denn die Welt verlassen, wenn einem die anderen nichts zutrauen?

Ewa inspiziert den Verband von allen Seiten, tastet nach Huberts Puls und seufzt. Gleich wird sie mich bitten, den Nachtfalter anzurufen. Eins. Zwei. Drei. Jetzt.

«Kannst du ihr sagen?», fragt Ewa und krempelt Huberts Hemdärmel auf. Ich nicke und hole das Handy aus meinem Rucksack. Zwei Minuten später weiß der Nachtfalter Bescheid. Sie spricht es nicht aus, aber sie denkt, es sei unsere Schuld, da bin ich mir sicher. Ich lasse mir nichts anmerken. Hubert sieht mich an wie ein aus dem Nest gefallener Vogel.

«Hast du Schmerzen?», frage ich.

«Nein, und du?», fragt er.

«Nein, Hubert, ich habe keine Schmerzen.»

Ewa gibt Hubert ein paar Notfall-Globuli in den Mund, nimmt selbst welche und sieht mich fragend an.

«Nein, danke», sage ich und helfe Hubert in die Strickjacke.

Das mit dem Stürzen ist ein Streitpunkt. Für Hubert ist die Sache klar. Er stolpert. Darauf folgt die Wirkung der Erdanziehungskraft. Und wumms!!!

«Ich will nicht Schuld», sagt Ewa.

«Eine Oberschenkelhalsfraktur kann sein Ende bedeuten», sagt Mama.

«Mama, no front, aber irgendwann ist eben Ende Gelände», sage ich und beobachte Mamas Reaktion.

«Kann er denn nicht friedlich einschlafen!», protestiert sie.

Ich sage Mama, dass der Tod kommt, wann und wie er will, und man verdammt noch mal nicht alles steuern kann.

Woher ich das wissen will, fragt sie.

«Du bist an der Quelle, frag den Bestatter», sage ich.

Meist holt er sich Schürfwunden an Schienbein, Ellbogen oder am Rücken. Ihm scheint es nichts auszumachen. Wie immer ist die Situation für Ewa am schwierigsten. Sie fühlt sich dafür verantwortlich, dass Hubert abends heil im Bett liegt.

«Steiler Auftrag», sage ich.

Sobald er seine Füße überkreuzt, springt sie auf. «Knopf aus Füße, Knopf aus Füße», schimpft sie, stellt seine Füße parallel nebeneinander, zieht die Klettverschlüsse seiner Hausschuhe straff und verpasst ihm einen strengen Blick.

«Er macht das nicht absichtlich», verteidige ich Hubert. Beim Spaziergang durch die Wohnung treffe ich Ewa in der Küche an.

«Zu viel Regen heute?», frage ich.

Ewa lächelt und öffnet den Backofen. Heiße Luft schlägt uns entgegen. Ich stelle mich neben sie und inhaliere den warmen Apfelkuchenduft.

«Könnte man den Duft in Spraydosen füllen, wärst du reich. Kann ich ein Stück?», frage ich und deute auf das sieben Zentimeter hohe Wunder.

Ewa schüttelt den Kopf.

«Nein?», frage ich entsetzt.

«Brauche morgen für HNO», flüstert Ewa hinter vorgehaltener Hand.

«Aber doch nicht den ganzen Kuchen, du heilige Scheiße», flüstere ich und frage mich, warum wir eigentlich flüstern.

Ewa bekreuzigt sich dreimal und versucht abzulenken: «Muss Hubert Toilette?»

«Nein», sage ich, «Hubert muss nicht Toilette, aber warum nimmst du den ganzen Apfelkuchen mit zu Dr. Sagmeister? Willst du damit flexen?»

Ewa schließt den Backofen: «Will was?»

«Ach, vergiss es.» Ich greife an ihr Handgelenk und taste nach ihrem Puls. «Tachykardie, Ewa, bist du verliebt?»

Ewa schüttelt den Kopf und lächelt dieses verklärte Lächeln, wie am Tag der Beule.

«Schnappt sich Mann mit Apfelkuchen», murmle ich halblaut vor mich hin und entscheide, Dr. Sagmeister nicht zu mögen, sollte er uns Ewa wegnehmen.

43

Mein hundertjähriger Zahnarzt ist in Pension gegangen. Er war der Zahnarzt meiner Oma, vielleicht sogar meiner Uroma, auf alle Fälle meiner Mama, und weil vermutlich niemandem etwas Besseres eingefallen ist, war er auch mein Zahnarzt. Zu dem neuen soll ich, weil er Mama empfohlen wurde. Lieber wäre mir eine Frau, aber wegen der mühsamen Suche meinte Mama: «Sonst noch Wünsche?»

Zahnarzt ist so ziemlich der letzte Beruf, den ich wählen würde. Den Namen des neuen kann ich mir nicht merken, er ist unaussprechlich.

«Ich will keinen neuen Zahnarzt», seufze ich.

Ewa lacht.

«Vielleicht ist er ein Betrüger, einer, der nie Zahnmedizin studiert hat. Ein einfacher Mann mit handwerklichem Geschick. Kam vor Kurzem in den Nachrichten. So etwas hört man immer wieder.»

«Schnickschnack», antwortet Ewa.

«Kannst du am Mittwoch zehn Minuten früher zurück sein?», frage ich.

«Aber Bonustag», sagt Ewa.

«Aber Zahnarzt», sage ich und zeige meine Zähne.

Möchte man, dass die Zeit langsam vergeht, vergeht sie schnell. Möchte man, dass sie schnell vergeht, vergeht sie langsam. Man könnte meinen, die Zeit mache das absichtlich. Als der Wecker heute früh klingelte, wusste ich es sofort: Mittwoch, Bonustag, Zahnarzt. Bingo! Ich umschlang das Kopfkissen und presste mein Gesicht dagegen. Warum nicht gleich noch eine Mathe-Schularbeit?

Es ist dieser Zustand zwischen Schlafen und Wachwerden. Es dämmert einem, dass man wach wird, und die Sorgen vom Vortag vermischen sich mit der Vorschau auf noch mehr Unglück. Man dreht sich um, möchte zurück in den Schlaf, aber der Geist wird wacher und wacher und man muss sich eingestehen, dass es keinen Sinn ergibt, sich gegen den Tag zu wehren. Genauso war es heute früh. Seit dem Aufwachen plappert eine Stimme in meinem Kopf, ich soll auf keinen Fall dorthin gehen.

Ich spaziere durch die Wohnung, zähle Stolperfallen und gieße Topfpflanzen. Ich schaue in Klein-Polen vorbei und studiere Ewas Top-Five-Vokabeln:

Rasierklinge
Gelierzucker
zärtlich
Schnickschnack
Zukunft

Ich gehe ins Badezimmer und sage wie bei meinem alten Zahnarzt «Aaaahhh». Bestimmt ist mein mulmiges Gefühl unberechtigt. Mit meinen Zähnen ist alles in bester Ordnung und Dr. Unaussprechlich hat sein Studium mit Auszeichnung abgeschlossen und versteht sein

Handwerk. Ich stelle mir die Praxis vor: modern, hygienisch einwandfrei, good vibes. Pflanzen, Wände mit Lehmputz, eine sympathische Sprechstundenhilfe mit Zahnspange und ein umsichtiger, freundlicher Zahnarzt mit Seitenscheitel. Und dann sehe ich mich mit Mama beim Zahnarzt. Ich liege auf ihrem Schoß, bohre den Hinterkopf in ihre Schulter, ihre Hände umschließen meine, über uns der Hundertjährige. Ich denke an Wackelzähne, von denen ich einen in der Eisdiele auf den Tisch gespuckt und einen tatsächlich verschluckt habe. Mein erster Schultag. Meine ersten Schwimmzüge im See. Die grünen Monster im dunklen Wasser unter mir. Und ich denke an den Tag, an dem ich ein Erwachsenenbett bekommen habe. Mama hat es zusammengebaut, weil Papa nicht wollte. Er war dagegen, dass ich ein großes Bett bekomme. Papa war immer gegen alles. Ich denke an meine Fahrradprüfung und an unseren Besuch beim Orthopäden, als ich Einlagen für meine Schuhe brauchte, weil mein rechtes Bein kürzer ist als mein linkes. Da fällt mir ein, dass bei Mama auch das rechte Bein kürzer ist als das linke. Und mit einem Mal stehe ich vor Huberts Fotowand und vor meinen Augen verschwimmt das Bild eines Babys. Und im selben Moment weiß ich, dass keine Mutter ihr Kind verlieren will, und sogar, wenn wir krass Streit hätten, würde Mama wollen, dass ich lebe. Ich schließe die Augen, erinnere mich an unseren Zufluchtsort in der Speisekammer und an Papas Gebrüll. Und im selben Takt, wie seine Worte aufeinanderfolgen, kommt mir Erinnerung um Erinnerung in den Sinn. Alles Szenen, in denen Mama mich beschützt. Mein Herz rast. Ich presse beide Handflächen gegen die Ohren und schlucke die Angst. Ich rieche Mama. Ich höre ihre Stimme. Ihre Arme umschließen meinen Brustkorb. Meine Tränen tragen mich zurück. Weit zurück in der Zeit. Wie oft sie mich getröstet hat! Ich kann ihr das nicht antun! Ich kann sie nicht zurücklassen, so wie ich Kevin nicht zurücklassen kann, so wie ich Hubert nicht zurücklassen kann. Und ich frage mich, warum gerade jetzt diese Erinnerungen über mich herfallen, wo ich doch in zehn Minuten in der Belruptstraße sein muss. Deswegen habe ich Ewa doch gesagt, dass sie früher da sein soll.

Ich entscheide, dass Hubert ein paar Minuten ohne mich zurechtkommen muss, nehme meinen Rucksack, werfe einen Blick auf den schlafenden Hubert und lege die Tonaufnahme in eine beliebige Schublade. Ich ziehe die Wohnungstür hinter mir zu, und während ich den Handlauf unter meiner Handfläche spüre, wie damals, als Würmchen da war, laufe ich Stufe für Stufe nach unten und sehe immer noch wie durch einen Schleier. Und mit dem nächsten Atemzug fühle ich eine Wut, mehr noch, einen Hass über all das Vertuschte, Verlogene, dem Kevin auf der Spur ist. Und in dem Moment, da ich denke, dass ich noch nie so schnell vors Haus gelaufen bin, wird mir klar, dass ich nicht in Socken zum Zahnarzt gehen kann. Ich höre einen Schrei. Und während ich über die Stimme und den Schrei nachdenke, weiß ich, dass ich vor ein Auto laufe. Gesichter fliegen an mir vorbei, alles passiert schnell und langsam zugleich. Mein Zahnarzt. Meine Sneakers. Mein Papa. Und dann ist es dunkel, so dunkel wie der Ölteppich im Meer und ich rufe nach Kevin, aber niemand hört mich.

44

«Unverschämtes Glück gehabt, junge Dame», sagt der zwei Meter große Mann am Fußende des Bettes. Auf seiner Brusttasche steht *Oberarzt Dr. Christian Möllner*. Ein Mann für Mama, denke ich und stelle mir vor, wie ich mich von Jürgen verabschiede. Was kann an Glück unverschämt sein?, frage ich mich, schaue auf das Stethoskop, das an Möllners Hals baumelt, auf seine Rolex, auf seine Gürtelschnalle und frage mich, wie es so weit kommen konnte. Möllner bemerkt, dass ich auf seine Gürtelschnalle starre.

«Im Römischen Reich galten Gürtelschnallen als Symbol für Kraft und Herrschaft», sage ich, «Geschichte, mein Lieblingsfach.»

Möllner schenkt mir einen zweifelhaften Blick: «Verkehrserziehung hattet ihr auch?»

Dass ich vor ein Auto gelaufen bin, ist strange. Die Wirklichkeit hat meine Pläne überholt. Oder die Wirklichkeit hat meine Pläne durchkreuzt. Such dir was aus, Linda, murmelt es in meinem Kopf. Genau genommen möchte ich auf die Visite verzichten, zumindest wäre mir recht, der Oberarzt würde sich kurzhalten, aber so etwas sagt man nicht. Niemand sagt zu seinem Arzt: Bitte halten Sie sich kurz. Wahrscheinlich würde er mich fragen, ob ich an meinem Gesundheitszustand nicht interessiert bin, und ich würde antworten: Nein, überhaupt nicht, und zwei Stunden später stünde eine Psychologin mit einem umfangreichen Fragenkatalog an meinem Bett.

«Kannst du dich an den Unfallhergang erinnern?», fragt Möllner. Ich schüttle den Kopf und fühle mich wie eine Fünfjährige. Dass meine Erinnerung Lücken aufweist, kann er sich wohl denken. Mit dem Schädel auf den Asphalt zu knallen, muss eine Wirkung auf das Gedächtnis haben, oder etwa nicht? Er ist der Unfallchirurg, er sollte das wissen. Von wegen: die Welt wird besser werden. Da waren keine Passanten, nur eine Frau, die gebrochen Deutsch sprach, hysterisch mit den Armen fuchtelte und deren Handy an meinem Kopf vorbei über den Gehsteig schlitterte. Daran erinnere ich mich, weil ich das vorbeischlitternde Handy mit meinem Blick verfolgte und dabei bemüht war, den Kopf ruhig zu halten.

Der Aufprall hatte mich so sehr beeindruckt, dass ich dachte, es wäre besser, exakt so liegen zu bleiben, wie ich gelandet war. Während ich dalag, geisterten zwei Fragen durch meinen Kopf: Ob das schlitternde Handy versichert ist und ob es ins Innere meines Schädels hineinblutet.

Da war eine Rettungssanitäterin. Sie hatte schwarzes Haar und dunkle, glänzende Augen, ihre Stimme war weich und sie kam flink und professionell rüber. Da waren auch Ärzte und Schwestern und alle wollten etwas von mir. Ich weiß nicht, wer was wann gesagt hat, aber ich erinnere mich, dass mir schrecklich kalt war und zerfurchte Hände eine Wärmedecke über mich legten.

Mein Bein wurde wie ein rohes Ei in eine Schiene gebettet und während alle an mir herumwerkten, überlegte ich, ob ich das Auto und den Unfall in mein Leben gezogen hatte und ob der Unfall mein gesamtes Leben ruhigstellen oder alles noch schlimmer machen würde. Im Rettungswagen starrte ich auf den Monitor, als säße ich mit Mama vor dem Fernseher. Ich dachte an den Hügel im Teppich, die darunterliegende Fernbedienung und Gran Canaria. Ich dachte an meinen ersten Geburtstag und unser erstes Weihnachten ohne Papa. Und während der Arzt mich aufforderte, dies und jenes zu bewegen, sah ich mich schaukeln, ich sah mich im Sandkasten, auf dem Schoß meiner Oma und an der Hand meiner Mama. Und ich dachte: Hurra, jetzt läuft die Zeit rückwärts, alles wird gut und wir beginnen von vorne.

Es gab keinen grausigen, offenen Bruch, keine zerrissenen Weichteile und keine Blutlache. Mein Bein sah normal aus. Nach dem ersten Röntgen interessierten sich alle dafür, wann ich das letzte Mal gegessen hatte. Dann sagte eine einfühlsame Stimme zu mir: «Wir müssen operieren», und ich dachte: Ihr müsst operieren, nicht ich!

Und dann erinnerte ich mich an Filme über Operationen und Narkosen und dachte mir: Her mit den Medikamenten. Lasst mich schweben. Jemand sagte, ich solle zählen, und ich sah Hubert in seinem zugeknöpften Hemd und eine Stimme in meinem Kopf sagte: Mach einfach, eins, zwei, was sie sagen, drei, vier. Und dann fragte ich, wann es losgehen würde, und jemand sagte, ich sei im Aufwachraum und alles sei gut gegangen.

Sein schütteres Haar klebt in fettigen Strähnen an seinem Schädel und seine Stimme füllt den Raum. Dr. Möllner spricht mit mir, als wäre ich erwachsen. Lieber wäre mir, er würde sagen: Was hast du dir denn dabei gedacht? Man läuft doch nicht auf die offene Straße, ohne nach rechts und links zu schauen. So wie Mama das gemacht hat. «Bist du verrückt, Linda!», hat sie mich angeschrien, die ruhende Hand des Bestatters auf ihrer Schulter. Sie hat sich mir um den Hals geworfen und Rotz und Wasser geheult und ich dachte: Jesus, was wäre los, wenn ich gestorben wäre? Ich verschränke meine Arme hinter dem Kopf und starre auf meinen zusammengeflickten Unterschenkel.

Dr. Möllner blickt mich prüfend an, seine riesigen Hände umfassen den Bettrahmen wie ein Rednerpult. «Schmerzen?», fragt er.

Schmerzen hatte ich erst nach der Operation bekommen, mitten in der Nacht. Ein Pfleger mit dicker Hornbrille hat mir ein Schmerzmittel gespritzt, «ins Unterhautfettgewebe», sagte er, dabei hatte ich das Gefühl, dass er trotz seiner Brille nicht viel sehen konnte. Mein Versuch, ihn davon abzuhalten, indem ich ihm erklärte, ich hätte kein Unterhautfettgewebe, scheiterte. «Jeder hat Unterhautfettgewebe», behauptete er. Und heute früh um sieben kam ein Assistenzarzt, lehnte sich über mein Bein, dehnte den Spaltgips auf und weg waren die Schmerzen.

Immer noch auf den Bettrahmen gestützt, meint Möllner: «Die Prellungen und Schürfwunden sehen schlimm aus, heilen aber rasch. Das Schienbein haben wir verplattet und das Wadenbein heilt von selbst. Ein schöner Bruch, ziemlich in der Mitte des Knochens. Wie schon gesagt, unverschämtes Glück gehabt, junge Dame. Wird alles seine Zeit brauchen, na ja.»

Ich möchte raus. Raus aus diesem Bett. Raus aus diesem Zimmer, weg von diesem Möllner. Nur aus einem Grund gebe ich mich gelassen: Lotta, das Mädchen im Nebenbett. Sie soll keine Angst bekommen. Sie sitzt in der oberen Ecke des Gitterbettchens, nuckelt an ihrem rosafarbenen Schnuller und dreht eine blonde Locke zwischen ihren Fingerchen. Schlimm genug, wenn man als Zweijährige eine Gehirnerschütterung einkassiert, weil man von der Eckbank fällt und sich die halbe Nacht die Seele aus dem Leib kotzt. Lottas Mama hat erklärt, Lotta müsse vierundzwanzig Stunden überwacht werden. Mein Eindruck ist, dass nur ich Lotta überwache, aber ich mische mich da nicht ein. Lottas Mama hat auf meinen Spaltgips gezeigt und gefragt: «Und was hast du gemacht?»

«Bin vors Auto gelaufen», habe ich geantwortet.

Sie hat mich ungläubig angesehen und in ihrem Gesicht stand: Nicht in deinem Alter!

«Ich bin dem Ball nachgerannt», habe ich eins draufgelegt.

«Nicht wahr, oder?»

«Scherz beiseite», habe ich gesagt, «ich war spät dran.»

Sie hat einen Blick auf ihre Zweijährige geworfen, als versuche sie einzuschätzen, was sie mit ihr noch alles erleben wird. Ich habe die beiden angesehen und daran gedacht, dass Mama mich, als ich klein war, in einem Streit angeschrien hat, dass man keine Ahnung hat, was einem blüht, wenn man ein Kind erwartet, und dass einem niemand die Wahrheit über Kinder sagt. Damals habe ich zurückgeschrien, dass man keine Ahnung hat, was einem blüht, wenn man Eltern bekommt, und einem niemand, aber auch gar niemand, die Wahrheit über Eltern sagt.

Zu seinem Gerede über unverschämtes Glück sage ich: «Glück, ich weiß nicht», aber Möllner überhört meinen Kommentar. Er wendet sich dem jüngeren Kollegen zu, der auf einem rollenden Wagen lehnt, aus dem die Krankenschwester eine Akte, vermutlich meine, zieht. Die beiden Typen halten die Röntgenbilder gegen das Tageslicht und nicken. «Sehen Sie», sagt Möllner und tippt mit dem Zeigefinger auf das Bild, «und Sie hätten das genagelt.»

Der jüngere Kollege nimmt das Bild, hält es gegen das Licht und meint: «Bestimmt besser so.»

Möllner tippt nochmals aufs Röntgenbild und sieht den Jüngeren fragend an.

«Steht in der Achse, das Wadenbein», meint dieser.

Die Krankenschwester, auf deren Brusttasche Stationsleitung steht, tänzelt zwischen den beiden hin und her, als wollte sie ihre Fitness steigern.

Als man mich ins Zimmer geschoben hat, wurde mir gesagt, man liege bis achtzehn auf der Kinderstation. «Ganz im Sinne meiner Mama», habe ich gesagt, wobei Mama einfach nur froh ist, dass ich lebe. Alle, außer mir, sind froh darüber. Das Resultat: Ewa heult. Mama heult.

Kevin gibt den starken Burschen und die Sprechstundenhilfe meines neuen Zahnarztes lässt mir von ihrem Chef gute Besserung ausrichten und vereinbart mit mir einen neuen Termin, den ich mit schwarzem Edding auf meinen Spaltgips schreibe.

Mein Magen fühlt sich an, als hätte ich Fisch gegessen. Ich sehe es kommen: Der Unfall wird mein Leben in ein Leben vor und nach dem Unfall unterteilen und alle werden übereinstimmen, dass es gut ist, dass nicht mehr passiert ist. Ob ich mit meiner Zukunft etwas anzufangen weiß, interessiert niemanden, hat bisher auch niemanden interessiert.

Nachdem die drei mit ihrem rollenden Wagen abgezogen sind, steht ein Krankenpflegeschüler an meinem Bett. Er sagt, sein Name sei Sebastian.

«Ich weiß», sage ich und deute auf sein Namensschild. Er lächelt, tastet nach dem Namensschild und rückt es zurecht.

«Hier ist ja wirklich was los», sage ich.

«Darf ich?», fragt er und hält mir das Blutdruckmessgerät entgegen. Vorsichtig rücke ich etwas ab.

«Bleib nur», sagt er und lächelt.

Ich bin froh, dass ich ein kurzärmliges T-Shirt trage.

«Cooler Tiger», sagt er und deutet auf meinen Unterarm.

Ich versuche ihm anzusehen, ob er es ernst meint oder ob er nach Gesprächsstoff sucht.

«Darf man sich so jung tätowieren lassen?», will er wissen.

«Lotta, zeig ihm deine Tätowierung», sage ich.

Etwas verzögert scheint er meinen Scherz verstanden zu haben und grinst. «Komm, sag schon, darf man das in deinem Alter?»

«Nur wenn man einen wilden Hund zum Vater hat», sage ich und presse meine Lippen aufeinander. Mit beiden Händen legt er die Blutdruckmanschette um meinen Oberarm. Er pumpt und pumpt und pumpt. Ich reagiere nicht. Wer denkt er, dass er ist? Er lässt den Druck ab, indem er an einem kleinen Rädchen dreht. Ich beobachte den Zeiger der Messskala, der auf 0 zurücksinkt.

«105 zu 70», sagt er, legt ein grünes Post-it auf das Nachtkästchen und notiert den Wert. Dabei fällt ein Löffel zu Boden. «Oh, sorry», sagt er, hebt ihn auf, «soll ich?», fragt er und deutet zum Badezimmer.

«Lass nur, ist von meinem Vanille-Sahne-Joghurt», sage ich und denke: Warum nur sage ich Vanille-Sahne-Joghurt? Ist doch völlig egal, welcher Joghurt. Was rede ich nur?

«Jetzt noch den Puls», sagt Sebastian.

Das Paar an der Bushaltestelle kommt mir in den Sinn. Wie war das noch mal? War ihr etwas zu Boden gefallen? Oder hatte sie etwas gesucht? Auf alle Fälle haben sie sich geküsst, als sie auf selber Höhe waren, unverhältnismäßig leidenschaftlich. Es regnete, und als die Sonne durch die Wolken brach, erstrahlten die Bäume im Licht und der Wind wirbelte handtellergroße Blätter durch die Luft.

Um nicht rot zu werden, denke ich an alles Mögliche.

Bei mir ist nie ein Kind ertrunken.

Wer nicht wagt, der nicht gewinnt.

Wir gleichzeitig Lebenden sind füreinander von geheimnisvoller Bedeutung.

Keiner kann aus seiner Haut.

Alles gut, kann passieren, halb so schlimm.

Ich starre aus dem Fenster. Und dann, völlig unvorbereitet, läuft Jürgen durch meine Erinnerung und ich denke an Sex mit über Einundzwanzigjährigen und spüre, wie ich doch rot werde.

«96», sagt Sebastian jetzt.

«Tachykardie», sage ich und winke Lotta zu, die in ihrem Bettchen steht und vor und zurück wippt.

45

Die Besuchszeit beginnt um zwei. Fünf Minuten vor zwei steht Ewa im Zimmer. Sie weint, legt Schal und Ohrenschützer ab, zieht den Mantel aus und streift ihre Bluse glatt. «Nicht weinen», sage ich, «schau, alles noch dran.»

«Aber», sagt sie, stemmt ihre Hände in die Hüften und schluchzt.

«Warum bist du nicht in Polen?», frage ich.

«Manina ist schwanger.»

«Oh, oh», sage ich, «und wer ist bei Hubert?»

«Aleksandra», gibt sie zur Antwort und setzt sich an den Platz, an dem Sebastian zuvor Blutdruck gemessen hat. Sie holt einen Salbentiegel aus ihrem Seesack, öffnet ihn und hält ihn mir unter die Nase. Eindringlich blickt sie mich an und flüstert: «Wurzel von Alant.»

Ich muss mich zusammenreißen, um nicht loszulachen. Ewa auf geheimer Mission, Ewa rettet mein Bein, Ewa, du Goldstück, denke ich.

Und dann erzählt sie vom überlieferten Wissen ihrer Großmutter, Urgroßmutter und Ururgroßmutter, dem Zusammenhang von Knochenbrüchen und basischer Ernährung, der Wirksamkeit der Alantwurzel. Geschlagene fünfzehn Minuten dauert Ewas Vortrag. Die ganze Zeit über streichelt sie abwechselnd über meinen

Handrücken oder Unterarm und ich denke, so muss sich eine Katze oder ein Hund fühlen. Und während ich überlege, wie sehr ich sie mag, holt Ewa endlich Luft und ich nutze die Gelegenheit und frage, wie es Hubert geht.

«Gut», behauptet sie.

«Was macht er?», frage ich.

«Wie immer», antwortet sie, «macht, was will und heute ist nicht Freitag.»

Wir lachen.

«Und er trinkt Tee», sagt sie.

«Ehrlich?», frage ich.

«Ja, Pfefferminz, Kamille, Früchte, alle Sorten», sagt sie.

«Wusste ich es doch, dass er eines Tages Tee trinkt.»

Ewa legt ihre Hand an meine Wange und sagt: «Blass.»

Ich lege meine Hand an ihre Wange und sage: «Selber blass.» Und als ich ihr erzähle, dass ich nachts nicht schlafen kann, verlässt sie kommentarlos das Zimmer und kommt mit einer Rolle Hansaplast und einer Verbandsschere zurück. Aus der Rolle schneidet sie ein rundes Stück Pflaster aus. Sie sagt, jeder, der in diesem Bett gelegen habe, bringe seine Energie mit und vor Kurzem habe hier jemand gelegen, der Unglück an sich ziehe. Zwar sei derjenige nicht mehr da, aber er sei auch nicht ganz weg. Ewas Hände fahren wie Pfeile durch die Luft. Sie schüttelt ihre Hände über meinem Kopf, Bauch, Gipsbein und zu guter Letzt zeichnet sie mit ihrem Zeigefinger eine liegende Acht auf meine Fußsohlen. Sie versucht das Fenster zu öffnen.

«Damit keiner runterspringt», erkläre ich, als sich das Fenster nicht öffnen lässt.

Ewa bekreuzigt sich, kippt das Fenster und erklärt, sie ziehe gute Geister durch den Fensterspalt ins Zimmer.

«Mach das», stimme ich ihr zu.

Ohne Vorwarnung hebt sie die Bettdecke und klebt das runde Pflaster auf meinen Nabel.

«Was, um Himmels willen, machst du?», frage ich.

«Abwehr von Bösem und Neid», antwortet sie, küsst meine Stirn hundertmal und geht.

«Schöne Grüße an Hubert», rufe ich ihr nach.

Keine zwei Minuten später ist Ewa zurück. «Vergessen», sagt sie und zieht ein Bild der Schwarzen Madonna von Częstochowa aus ihrer Handyhülle, erklärt mir, ich solle mich aufsetzen, küsst die Madonna und schiebt sie unter mein Kopfkissen.

«Muss Bus», sagt sie mit Blick auf ihre Armbanduhr.

«Und sag Hubert, ich bin auf den Kopf gefallen», rufe ich ihr hinterher.

Heute Vormittag habe ich für einen Augenblick mit dem Gedanken gespielt, Lottas Mutter, ihr Name ist Irina, alles zu erzählen. Sie kommt sympathisch rüber und ähnelt der Frau, die ich in Huberts Wohnung hineingedacht habe, wenn wir alle weg sein werden. Jung, sportlich, Kurzhaarschnitt, mit Hund, ohne Mann. Alles zutreffend, bis auf Lotta.

Irina hat mir alles über sich und Lotta erzählt. Gibt es nur noch Trennungskinder?, habe ich gedacht und eine lustige Grimasse für Lotta geschnitten. Es wäre einfach gewesen, jemandem, der mich nicht kennt, alles anzuvertrauen. «Ihr sucht nicht zufällig eine Wohnung?», habe ich Irina gefragt, als sie sich mit Lotta auf dem Arm von mir verabschiedete.

Eine Stunde später: ein sanftes Klopfen, gelbe Haare, blasses Gesicht. Kevin steckt den Kopf durch den Türspalt.

«Hey, mein Freund», sage ich, «wird dir in Krankenhäusern nicht übel?»

Kevin kaut auf der Unterlippe und nickt.

«Du kannst mich im Rollstuhl in die Cafeteria schieben, wenn dir das lieber ist.»

«Geht das denn?», fragt er.

«Klar geht das», sage ich.

In der Cafeteria fühlt sich Kevin sichtlich wohler.

«Bist du übern Berg?», will er wissen.

«Über welchen Berg?», frage ich, «das Leben ist der Berg.»

Kevin deutet auf mein Bein: «Und wie geht es dir?»

«Du bist der Erste, der das wissen will.»

«Im Ernst?», fragt Kevin.

Ich erzähle ihm von den Reaktionen der anderen, von Möllner und seiner Truppe und von den Reinigungsdamen.

«Hast du Schmerzen?», will Kevin wissen.

«Die geben mir Suchtgift», sage ich und beobachte seine Reaktion.

«Die geben dir Suchtgift?», fragt er entsetzt.

«War ein Scherz, ich bekomme ordinäre Schmerzmittel, nichts Spektakuläres», sage ich. Ausnahmsweise sprechen wir nur über mich. Vermutlich hat Sara ihm verboten, mit mir über Landnutzung und Süßwasserverbrauch zu sprechen.

«Und Ami?», frage ich.

«Sie hat eine Barbie-Supergirl-Puppe bekommen.»

«Es gibt eine Barbie-Supergirl-Puppe? Und wie geht es deinem Schützling sonst so?»

«Schlecht.»

«Warum schlecht?»

«Ihre Freunde haben ihre perfekte Schlammkugel zerstört.»

«Und jetzt?»

«Jetzt sagt sie, dass sie mit denen nichts mehr zu tun haben will.»

«Kann ich verstehen. Kindheit ist Trauma», sage ich und denke an Papa und den Zwerghasen, der mir beinahe den kleinen Finger abgebissen hat. Ich falte die Hände ineinander und dehne die Arme über den Kopf. Kevin schaut mich besorgt an.

«Und das Essen?»

«Schlimmer als Saras Kuchen», sage ich.

«Du magst Mamas Kuchen nicht?», fragt er.

«Also, doch, klar, Scherz.»

«Du bist heute aber lustig», sagt er, ohne die geringste Spur eines Lächelns.

Abends ruft der Nachtfalter an. Ihre Stimme klingt weinerlich. Hubert habe Aleksandra ausgesperrt.

«Er scheint sie zu mögen», sage ich, stelle mein Handy auf Lautsprecher und halte mir das Bein vor Lachen. Ein

Seufzer kommt irgendwo tief aus meiner Lunge: «Sorry, aber Erschütterungen fühlen sich schrecklich an.»

«Meine Schuld», sagt der Nachtfalter und verstummt.

«Und sonst?», frage ich.

«Ich kann nichts richtig machen. Wenn ich laut mit ihm spreche, sagt er, ich soll ihn nicht anschreien. Den ganzen Tag sagt er, es sei nicht Freitag. Weißt du, was er damit sagen will?»

«Dass nicht Freitag ist», sage ich, lege den Kopf in den Nacken und starre an die Decke. Ich frage mich, warum sie das stresst. Immerhin liegt er an sechs Tagen damit richtig.

«Und was machen wir jetzt mit dem Freitag?»

«Mit dem Freitag? Gar nichts», sage ich, «gib ihm einfach recht, mehr braucht er nicht.»

«Warum weißt du das alles?», fragt sie.

«Weiß nicht», sage ich und lege auf.

Vielleicht ist alles so gekommen, weil ich die Szene in meinem Kopf kreiert habe? Ich bin losgelaufen, im Nachhinein völlig unverständlich. Man muss sich das vorstellen: Ich laufe los, habe meine Gesundheitskarte in der Handyhülle, aber keine Schuhe an den Füßen und will zum Zahnarzt, nicht wirklich, wer will schon zum Zahnarzt. Kevin hat sich den Unfalltag astrologisch angesehen. Vorhin in der Cafeteria hat er behauptet, dass es bei einer Mars-Uranus-Konstellation gehäuft zu Missverständnissen, Streitereien, Unfällen kommen könne.

Vielleicht wäre es besser, an diesen Tagen daheimzubleiben, dachte ich mir. In meinem Fall jedoch sei es eine andere Konstellation gewesen, hat er erklärt. Mars und Neptun seien an meiner Verwirrung schuld gewesen, diese Konstellation hebe die Realität auf und es falle einem schwer, sich durchzusetzen.

«Stimmt», sage ich, «durchgesetzt hat sich der Audi.»

Egal wer das Zimmer betritt, alle wollen wissen, woran ich mich erinnern kann. Noch vor Tagen habe ich versucht, vom Thema abzulenken. «Man kann sich in die Arbeit stürzen, ins Unglück oder vor einen Audi», habe ich geantwortet. Und weil der Großteil des medizinischen Fachpersonals meinen Humor nicht versteht und meine Oma der Meinung war, meine Fantasie sei rege, habe ich mir vergangene Nacht ausgedacht, woran ich mich erinnere. Ich habe die Augen geschlossen, an den Unfall gedacht, in meinen Körper gespürt und Bilder und Gefühle auftauchen lassen. Ich meine, was soll man schon groß machen, die endlosen Stunden im Krankenhaus? Noch mehr schlafen? Und in diesem Zustand, halb wach, halb schlafend, allein im dunklen Zimmer, Lotta war entlassen worden, rückte der Morgen näher, und als es in der Früh an der Tür klopfte, hatte ich die Erinnerung fertig gebastelt. Ging ganz leicht, hat Spaß gemacht. Seither erzähle ich allen dieselbe Story: «Ich erinnere mich an einen Knall. Vielleicht war das der Aufprall meines Schädels oder das Brechen des Schienbeins. Und ich erinnere mich an Farben. Schließe ich die Augen, sehe ich eine Spirale, schwarz und blau, die sich dreht, von außen zur Mitte, von der Mitte nach außen, endlos. Ich erinnere mich an einen Schmerz, der wie ein Pfeil in meine Ferse schoss und in meinem Hirn endete.» Bis hierher hören alle gebannt zu und dann sage ich: «Der Mensch ist zerbrechlich. Nicht nur Unterschenkelknochen brechen. Ich hatte nie einen Nervenzusammenbruch, aber Mama schon, wegen Papa.»

Danach haben acht von zehn Mitarbeitern Tränen in den Augen. Hier arbeiten eben gute Menschen.

46

«Scherben bringen Glück», sagt Sümeyye und kippt die Glasscherben in ein Behältnis auf ihrem Putzwagen. Unter der hellblauen Dienstkleidung trägt sie einen schwarzen Rollkragenpullover. In ihrem Kopftuch schimmern goldfarbene Fäden. An den Füßen trägt sie weiße Clogs mit Fersenriemen, sieht wie ein Strichmännchen mit Klumpfüßen aus. Ich schätze Sümeyye auf siebzehn, höchstens achtzehn, aber ich traue mich nicht, sie zu fragen.

Den Tee ohne Farbe habe ich leer getrunken, das Glas in die Mitte des Nachtkästchens gestellt und im Laufe des Vormittags, mit zunehmender Langeweile, näher und näher an den Rand gerückt, bis es die Nachtkästchen-Klippe hinunterstürzte. «Hoppla, Suizid», habe ich gemurmelt und den Schwesternruf ausgelöst. Zuerst kam Sebastian und meinte: «Wie hast du das denn hinbekommen?»

«War ganz einfach», habe ich gesagt und ihn freudestrahlend angesehen, worauf seine Wangen erröteten und er abzog. Danach kam Sümeyye.

Sümeyye presst das Wasser aus ihrem Wischmopp und verwandelt den Boden in eine glänzende Fläche, die an eine Eislaufbahn erinnert. Sie positioniert ihr gelbes

Achtung-Rutschgefahr-Schild neben meinem Nachtkästchen, geht in die Knie und überprüft ihre Arbeit. Jetzt holt sie eine Thermoskanne aus ihrem Putzwagen.

«Magst du?»

Ich nicke.

«Orientalischer Apfeltee von meinem Onkel aus Adana», sagt sie, füllt zwei Pappbecher und stellt sie auf den Putzwagen. «Ich zeig dir was», sagt sie, schiebt ihren Pullover hoch, sodass ihr Bauch frei wird, den eine Goldkette mit türkisfarbenen Steinchen ziert, «von meinem Verlobten.» Sofort bedeckt sie den Bauch wieder, hält sich mit der linken Hand an Möllners Rednerpult fest und reicht mir mit der rechten einen Becher, sodass sie keinen Schritt auf die glänzende Fläche zu machen braucht. Ein Clog an ihrem Fuß tanzt in der Luft. Der Apfeltee schwappt über den Becherrand.

«Sorry», sagt sie, «beim Zirkus wollten sie mich nicht.»

«Du bist verlobt?»

Sümeyye nickt.

Im Ernst?, möchte ich fragen und denke im selben Moment, dass sich die Frage erübrigt, weil man es vermutlich ernst meint, wenn man sich verlobt.

«Und was macht dein Verlobter?», frage ich.

«Er ist auch bei einer Reinigungsfirma, aber sein Chef hat ihn drei Monate nicht bezahlt. Er bleibt, bis er sein Geld bekommt, und dann wird er Kammerjäger. Ist nicht sein Traumberuf, aber gutes Geld. Mein Traumberuf ist Kosmetikerin, aber die Schule ist zu schwer für mich.»

«Ich schaffe die Schule auch nicht», sage ich.

«Hast du einen Freund?», fragt sie und nippt an ihrem Tee. Ich schaue auf meinen Spaltgips, auf ihre perfekten Zähne, in ihre schwarzen Augen und sage: «Klar hab ich einen Freund.»

«Los, erzähl!»

«Kevin», sage ich, «er heißt Kevin und ist Greenpeace-Aktivist.»

«Voll fancy», sagt sie.

Und dann mache ich Kevin älter und größer und wohlhabend. Sümeyye hört aufmerksam zu, nickt, lächelt und schenkt Apfeltee nach.

«Für mich nicht mehr, danke», sage ich.

«Schmeckt er dir nicht?»

«Nein, nein, alles gut. Ich will nur nicht zu oft zur Toilette», erkläre ich und zeige auf mein Gipsbein.

Sümeyye bückt sich zu ihrem Putzwagen und holt eine Tupperdose hervor. «Baklava», sagt sie, «von meiner Oma», und hält mir die Dose entgegen.

«Musst du nicht arbeiten?», frage ich.

«Ich arbeite ja», sagt Sümeyye und zieht, bevor ich zugreifen kann, das Gebäck zurück.

«Meine Oma hat Parkinson», sagt sie und klappt ihr Achtung-Rutschgefahr-Schild zusammen.

«Mein Opa hat Demenz», sage ich.

«Was ist Demenz?», will Sümeyye wissen.

«Meine Lieblingsfarbe», sage ich, «nein, sorry. Was Demenz ist? So viel Zeit hast du nicht.»

Sümeyye holt ihr Handy hervor. «Zwölf», sagt sie, schiebt den Putzwagen auf den Flur, kommt zurück und sagt: «Ich hab jetzt Pause. Los, erzähl!»

«Weil du es bist», sage ich.

Sümeyye hält den Daumen hoch, setzt sich auf den Tisch und lässt die Beine baumeln. Echt cute. Als wäre sie vier Jahre alt.

«Und nicht unterbrechen, hörst du», warne ich sie. «Du kannst dir das so vorstellen», beginne ich, «man vergisst den Namen seines Hundes. Man sieht das Tier an und denkt, dich habe ich schon mal gesehen, aber man weiß nicht, was der Hund mit einem selbst zu tun hat. Man weiß nicht, ob man für das Tier verantwortlich ist, Futter besorgen muss und überhaupt hat man keinerlei Vorstellung, wie der Hund hierhergekommen ist. Vielleicht gehört der Hund jemand anderem und man weiß nicht, ob man, wenn man den Hund behält, alles richtig oder alles falsch macht. Und das Tier schaut und jault, und bestimmt ist die Gefahr groß und es wäre besser, nach der Mama zu rufen. Man selbst ist über achtzig, aber das hat man vergessen. Man sucht nach der Mama und kann sie nicht finden und bei genauem Hinsehen befindet man sich in der falschen Wohnung, denn die Einrichtung hat man noch nie gesehen. Und man sieht an der Wand ein gerahmtes Foto, auf dem *Rimini 1993* steht, und man weiß nicht, ob man in Rimini war, obwohl man zwanzigmal dort war. Man sieht fern ohne Ton, weil alles zu kompliziert und zu laut ist. Man schließt die Augen, weil man das Foto auf dem Nachtkästchen, das mit dem Hund, nicht mehr sehen will und fragt sich, wie alles so durcheinandergeraten konnte.»

«Hey, bodenlos», kommentiert Sümeyye, «dann tut dir dein Opa bestimmt oft voll leid.» Sie greift nochmals nach der Tupperdose mit den Baklava und legt sie auf meinen Schoß, «nimm so viel du möchtest. Ich hol die Dose später.»

«Voll nett von dir», sage ich.

«Leider, meine Pause ist vorbei», sagt sie und wirft mir zum Abschied eine Kusshand zu, bevor die Tür hinter ihr ins Schloss fällt.

47

Seit der Operation dreht sich alles um Wundheilung, Mobilisation, Muskelkraft, Faszien, Gangbild. Als gäbe es keine anderen Themen. Ich kann nicht beschreiben, wie eng sich das anfühlt. Ich vermute, so ist das, wenn ein Unfall passiert, jemand schwer erkrankt oder stirbt. Die Welt wird klein.

Im Grunde ist Hubert in einer ähnlichen Situation. Alles dreht sich um Gedächtnis, Ernährung, Pflege, Medikamente, Aktivierung. Schrecklich, wenn die Welt klein wird, werde ich zu ihm sagen, wenn wir uns wieder sehen. Ich werde sagen: Weißt du noch, dass ich dir erzählt habe, dass ich vor ein Auto laufen werde? Und weißt du, was mir passiert ist? Ich bin vor ein Auto gelaufen. Stell dir das vor, Hubert. Unterschenkelfraktur, Beckenprellung, Schürfwunden. Alles wegen Mars und Neptun. Jetzt weiß ich, was du im Krankenhaus durchgemacht hast. Ist schon eine Zeit her. Erinnerst du dich, dass du im Krankenhaus warst, Hubert?

Von Beginn an habe ich hier keine Ruhe gehabt. Kaum war ich aus dem Aufwachraum zurück, saß ich im Querbett, neben mir eine Schwester, die mir erklärte, wie man mit Lippenbremse atmet, mir Anweisungen gab, wie man an Krücken geht, und mich zur Toilette begleitete. Ruhe hatte ich nur, als ich narkotisiert war, und daran kann ich mich leider nicht erinnern. Seit dem ersten Tag sagt man mir, ich müsse auf die Beine kommen. «Ich bin auf den Beinen», sage ich und deute auf das rechte Bein, das ich voll belaste, das linke Bein, das ich zu zwanzig Prozent belaste, und meine beiden Krücken. Ich mache, was man mir sagt, obwohl das sonst nicht meine Art ist. Ich lagere mein Bein hoch, obwohl mein Becken schmerzt. Ich mache Übungen zur Kräftigung und Mobilisation.

«Ich erhole mich von der Begegnung mit dem Audi!», schreie ich Mama an. «Was soll ich denn noch tun?» Es wäre einfacher, wenn sich alle um ihr eigenes Leben kümmern würden, anstatt mich zu nerven. Ich wäre heilfroh, würde jemand über atmosphärische Aerosolbelastung, Gran Canaria oder quadratische Gleichungen sprechen, aber nein! Alle reden von meiner Zukunft. Es mag nett sein, über die Zukunft zu sprechen, wenn man eine haben will.

Mein geprelltes Becken, das mich farblich an Ewas Beule erinnert, schränkt mich mehr ein als die ganze Unterschenkelfraktur, aber das sage ich niemandem. Auch dass ich nachts stundenlang wach liege und darüber nachdenke, ob mir die Tatsache, dass ich glimpflich davongekommen bin, etwas sagen will, behalte ich für mich. In dem ganzen Szenario hat es einen Moment gegeben, daran glaube ich mich wirklich zu erinnern, in dem ich dachte: Geschafft. Ich bin tot. Vielleicht reime ich mir eine Nahtoderfahrung zusammen und erzähle sie Sümeyye. Los, erzähl!, wird sie sagen. Sümeyye macht kein Drama aus meinem Bein, sie ist einfach nur nett. Sie kommt, zaubert Schokolade aus ihrer Dienstkleidung und während sie wischt, erzählt sie von ihrer Familie. Sümeyye ist mir die Liebste von allen.

«Man könnte meinen, du wärst einen Monat hier gewesen», sagt Mama und stopft meine Sachen in zwei große Sporttaschen.

«Das meiste davon hast du angeschleppt», sage ich.

«Sobald wir alles beieinanderhaben, holt Jürgen uns ab», erklärt sie, «und im Auto wartet eine Überraschung auf dich.»

Ich verkneife mir den Kommentar, dass es nicht gut sein kann, vom Bestatter abgeholt zu werden. Noch bevor die Tür aufgeht, höre ich den rollenden Visitenwagen. Möllners letzte Ansprache, denke ich, als er mit drei Schritten an meinem Bett steht.

«Heute geht es ab nach Hause, junge Dame. In vierzehn Tagen Nahtentfernung.» Am Ende jedes Satzes senkt er die Stimme. «Bis zur vierten Woche 30 kg Belastung, danach weiter steigern. Nach acht Wochen Kontrollröntgen. Und ab auf die Tanzfläche.»

Welche Tanzfläche, um Himmels willen?, denke ich.

«Den Venenstrumpf nicht vergessen», er schiebt mein Hosenbein hoch, um zu kontrollieren, ob ich den Venenstrumpf trage. «Zehn bis vierzehn Tage über Herzniveau lagern», sagt er und tätschelt meine Schiene, «nicht vergessen, über Herzniveau.» Dass ich dabei mein Becken beugen muss, auf der Schmerzskala immer noch eine glatte Zehn, davon weiß er nichts. «Mein Assistent händigt Ihnen die Entlassungspapiere aus», sagt Möllner zu Mama und deutet auf einen blassen

Kollegen. «Entlassungspapiere», sage ich, «als wäre ich im Knast.»

Wie immer überhört Möllner meinen Kommentar, schüttelt Mamas Hand und wünscht ihr alles Gute. Und während ich mich frage, warum er Mama alles Gute wünscht, klopft es an der Tür. Die Stationsleitung winkt wie ein dressiertes Äffchen, die Visite zieht weiter und Philipp von der Physiotherapie schleicht an der Wand entlang ins Zimmer: «Mein letzter Besuch, freust du dich?»

«Fällt man von der Eckbank, bekommt man Überraschungseier. Läuft man vors Auto, bekommt man Physiotherapie», sage ich und schmolle. Philipp ringt die Hände und während ich ihn dabei beobachte, denke ich an Sebastian und Sümeyye. Müsste ich entscheiden, wen von den beiden ich vor meiner Entlassung noch sehen möchte, so wäre ich für die Tachykardie.

48

«Wie viele Menschen passen in eine Apotheke?», frage ich Camilla und kraule ihr Fell, während zahlreiche Leute die Apotheke betreten und andere über die Stufen ins Freie eilen. Die angekündigte Überraschung war Camilla. Sie hat mit Jürgen im Auto gewartet. Nun warten Camilla und ich, dass Mama und Jürgen aus der Apotheke kommen. Ich frage mich, warum Jürgen mit in die Apotheke gegangen ist. Kann Mama das jetzt nicht mehr allein? Bei der Entlassung aus dem Krankenhaus haben wir einen Stapel Papiere bekommen: einen Brief für den Hausarzt, eine Verschreibung für Antithrombosestrümpfe, eine weitere Verschreibung für Physiotherapie, einen Termin für ein Kontrollröntgen und ein Rezept für Schmerzmittel und Antithrombosespritzen.

«Darauf verzichte ich», habe ich zum Assistenzarzt gesagt und das Rezept mit den Antithrombosespritzen in seine Richtung geschoben.

«Muss leider sein. Hast du überlegt, wer dir die Spritzen geben kann?», hat er gefragt und das Rezept zurückgeschoben.

«Da kommt nur einer infrage», habe ich geantwortet, «Hubert.»

Seit zehn Minuten beobachte ich den Mann im Rollstuhl, der vor der Auslage, rechts neben dem Eingang der Apotheke, sitzt. In der rechten Hand hält er einen Pappbecher, in der linken die Straßenzeitung *Marie*. Hubert könnte sein Alter gut schätzen. An seiner Brust haftet ein Ausweis, der vermutlich bestätigt, dass er das tun darf, was er macht. Immer wieder zieht er seine Schultern nach hinten und richtet seinen Oberkörper auf, als wolle er größer erscheinen. Sein Teint ist dunkel, seine Augen schwarz. Er trägt Arme-Leute-Kleidung und dasselbe Cappy wie Tim aus meiner Klasse. Schuhe trägt er keine, weil er keine Füße hat. Seine Beine enden vierzig Zentimeter unterhalb der Hüfte. Ich betrachte meine Beine und grüble, was es bedeutet, keine zu haben. Seine Hosenbeine, auf denen er sitzt, sind zurückgeschlagen. Sein Haar ist fettig, wie das von Möllner, aber sein Ausdruck ist freundlich. Während der eine Wadenbeine verplattet, verkauft der andere die *Marie*. Ich stelle mir Möllner in seinem Einfamilienhaus mit Pool, Garten und Familie vor und frage mich, wo und mit wem der Mann im Rollstuhl wohnt.

Manche Passanten kaufen die *Marie* und drücken ihm Geld in die Hand. Die einen nehmen das Wechselgeld, die anderen wollen es nicht. Wieder andere wollen keine Straßenzeitung und werfen Münzen in den Pappbecher. Eine gefühlte Ewigkeit graben die Menschen in ihren großen Geldtaschen. Die, die ihm nichts geben, schauen auf ihr Handy, ihre Uhr, ihre Schuhe oder einfach weg. Er schaut in seinen Becher, zählt die Münzen und steckt das Geld in seine Brusttasche.

49

Ich sitze, mein Bein über Herzniveau gelagert, im Wohnzimmer, tippe auf meinem Taschenrechner herum und gebe vor zu lernen. Auf Amazon Prime läuft *Barbapapa*. Mama liebt alte Kinderserien und sie schiebt Panik wegen der Schule. Alle zehn Minuten erwähnt sie, ich müsse den versäumten Stoff nachholen. Vor mir dampft eine Tasse Kakao, auf einem Dessertteller liegen vier Lebkuchenherzen auf einer Schneemann-Serviette.

Bisher hat Mama nicht gesagt, sie sei froh, mich wieder zu Hause zu haben. Das liegt auf der Hand, hätte Oma gesagt. Wenn ich mir Mama so anschaue, habe ich nicht den Eindruck. Ich betrachte meine Hände und denke an grüne Daumen. Mama sitzt am Küchentisch und sortiert die Unterlagen vom Krankenhaus. Vor ihr liegen Briefe, Verordnungsscheine, Medikamente und die Antithrombosespritzen. Immer wieder blickt sie auf mein geschientes Bein, als traue sie der Sache nicht. Würde sie aussprechen, was sie denkt, würde sie sagen, der Unfall sei meine Schuld, aber daran könne man jetzt auch nichts mehr ändern.

Jürgen war, nachdem er das Gepäck nach oben getragen hat, gleich zur Arbeit gegangen. Keine Umarmung, kein Abschiedskuss. Er hat sogar den Motor laufen lassen.

«Bist du auf der Flucht?», habe ich gefragt. Camilla hat sich verzogen, als wäre sie eingeschnappt. Bestimmt hat sie sich in den Tagen, in denen ich im Krankenhaus war, verlassen gefühlt. Der Kühlschrank ist randvoll mit gesundem Zeugs. Und was mir am wenigsten gefällt: Mama hat sich drei Urlaubstage genommen. Jetzt holt sie ihre Tasse und steht Kaffee schlürfend am Fenster. «Schau, wie es regnet», sagt sie.

«Spannend», antworte ich. Wir schweigen. Barbamama verwandelt sich in ein Flugzeug, Barbapapa in eine Start-und-Lande-Bahn.

«Und du willst wirklich zu Hubert?», fragt sie.

Es ist mir unklar, welche Antwort sie auf diese Frage erwartet. «Nein, ich warte bis er runterkommt», sage ich, hebe mein Bein vom Kissen und stelle es auf den Boden.

«Du sollst das Bein zwanzig Prozent belasten, wie macht man das?», will Mama wissen.

«Sollen wir Grete anrufen? Sie kann uns das berechnen oder glaubst du, in praktischen Dingen versagt sie?», antworte ich.

«Zwanzig Prozent Belastung, das hätte ich mir in den vergangenen Jahren gewünscht», murmelt Mama.

«Krise mit Jürgen?», frage ich.

Sie antwortet nicht, seufzt und nimmt einen weiteren Schluck Kaffee.

«Ich geh dann mal», sage ich, «wird ein bisschen dauern, bis ich oben bin.» Ich lasse Mama stehen mit ihren unerfüllten Träumen, wobei ich gar nicht weiß, ob sie welche hat.

Seit es keine Selbstverständlichkeit mehr ist, einfach loszulaufen, beobachte ich Menschen beim Gehen. Es ist seltsam, wie unterschiedlich Menschen sich fortbewegen. Bei manchen geht die Nase voraus, der restliche Körper hinterher. Andere schaffen es kaum, die Füße vom Boden zu heben. Sie schlurfen dahin, wie Hubert das macht. Wieder andere scheinen zu fliegen. Und während ich anderen beim Gehen zusehe und abwechselnd Krücken und Beine fortbewege, spreche ich mit meinen Krücken. Als hätte ich einen Hund dabei. Auch mit meinen Beinen spreche ich. «Krücke, krank, gesund, Krücke, krank, gesund», murmle ich vor mich hin und setze nacheinander die Krücken, das operierte und das gesunde Bein auf. Krücke, krank, gesund – mein neues Mantra. «Unverschämtes Glück gehabt, junge Dame», spreche ich mit mir selbst und habe leider keine Hand frei, um mir auf die Schulter zu klopfen. «Schön abrollen», motiviere ich mich. Der Weg in den dritten Stock ist ein gutes Training. Das mit der Abrollbewegung gilt für Sprunggelenk und Knie. Laut Möllner soll es sechs Wochen dauern, bis mein Bein wieder voll belastbar ist. Mittlerweile habe ich verstanden, warum der Venenstrumpf und das Hochlagern wichtig sind. Belaste ich mein Bein zu lange, kommen die Schmerzen.

Während ich Treppe für Treppe höhersteige, überlege ich, wie ich am meisten Stabilität erlange, damit Ewa mich nicht umrennt. Und ich stelle mir vor, wie ich Hubert antreffe: schlafend, sitzend oder tot. Dass ich mir Hubert tot vorstelle, ist eine vorbeugende Maßnahme, eine Art Schock-Prophylaxe. Ich meine, der Tod ist unumgänglich. Tödliche Ursachen gibt es wie Sand am Meer. Man kann vom Pferd fallen, Krebs haben oder an einem anaphylaktischen Schock sterben. Manche verunglücken in den Bergen, andere ertrinken im Meer. Manche sterben zufällig, andere saufen sich zu Tode. Den einen erwischt es im Schlaf. Den anderen erwischt eine Krankheit. Jeder geht seinen Weg. Der eine wird im Heim gepflegt, der andere zu Hause.

Bei Herrn Spiegel im Zweiten wohnt seit drei Wochen ein 24-Stunden-Pfleger aus Rumänien. Vor der Begegnung mit dem Audi habe ich zu Ewa gesagt: «Er sieht wirklich gut aus, wie ein Profi-Fußballer. Der wär doch was für dich.» Und während ich Treppe für Treppe die Krücken aufsetze, beschleicht mich die Angst, Hubert könnte mich nicht wiedererkennen, wobei es generell fraglich ist, was und wie viel er an jedem von uns wiedererkennt.

Oben angekommen bemerke ich, dass ich den Wohnungsschlüssel vergessen habe. Ich lege meinen Daumen auf die Klingel, zögere. Als ließe sich das, was mich erwartet, hinausschieben. Schließlich drücke ich doch auf die Klingel. Ewa öffnet die Tür und kreischt. Ein breites Grinsen zwischen ihren Ohren. Sie nimmt mein Gesicht in beide Hände und erzeugt schmatzende Geräusche auf meiner Stirn. Ich befreie mich, was mit den Krücken gar nicht so einfach ist, trete in die Wohnung und sage: «Kleine Weltreise, aber jetzt bin ich da.»

«Du hast Tochter verpasst, gerade weg», erzählt Ewa, stemmt die Hände in die Hüften und mustert meine

Beine. Ich stütze mich mit dem ganzen Gewicht auf die rechte Krücke und stoße mit der linken die Küchentür auf.

Da sitzt er. Blass ist er. Blass und mager. Du meine Güte, möchte ich sagen und sage nichts. Ich stelle die Krücken in die Ecke und setze mich nah zu ihm. Ewa lehnt an der Küchenzeile und lächelt. Ein Lächeln, nahe an den Tränen. Wir drei, endlich, denke ich.

Ich greife nach der Tageszeitung, schlage sie auf und lege einen Kugelschreiber in Huberts Hand. Er lässt den Kugelschreiber sinken und schiebt die Zeitung beiseite. Ewa reicht mir zwei Gläser Saft und nickt mir zu. Eines der Gläser stelle ich vor Hubert auf den Tisch. Ewa schüttelt den Kopf, was vermutlich heißt, dass er nicht selbstständig trinkt. Ich führe das Glas an seinen Mund. Als der Rand seine Lippen berührt, wendet er den Kopf ab.

«Trinkt nicht», sagt Ewa und zieht die Augenbrauen hoch.

Fragend schaue ich sie an.

«Trocknet aus», sagt sie. Ewa zieht ein schwarzes Lederetui aus der Küchenlade und legt es auf den Tisch. Hubert greift nach dem Etui, öffnet den Reißverschluss, zieht eine transparente Hülle mit Lottoscheinen heraus, schiebt die Hülle zurück, schließt den Reißverschluss und hält das Etui an seinen Bauch.

«Er spielt Lotto?», frage ich überrascht.

«Hat Leben lang Lotto gespielt», antwortet Ewa.

«Woher weißt du das?»

«Tochter sagt.»

«Und damit rückt sie erst jetzt raus?», frage ich verdattert.

Ich nehme Huberts Hand in meine, streichle mit meinem Daumen über seine Fingerknöchel und denke darüber nach, wie viele Gespräche wir über Glücksspiele und Lottoziehungen hätten führen können. Ich streife Falten in seine Haut und denke an Unterhautfettgewebe. «Ewa?», frage ich, «kannst du mir die Antithrombosespritzen geben?»

Ewa freut sich.

«War deine Tochter da?», frage ich.

Hubert schüttelt den Kopf.

«Sie war nicht da?», frage ich.

Hubert nickt.

«Hey, gut drauf», sage ich, «ich dachte, ich hätte sie gesehen, hab mich wohl geirrt.» Ich zupfe seinen Hemdkragen zurecht, schließe den obersten Knopf, zwinkere ihm zu, öffne ihn wieder. «Weißt du, wer ich bin?», frage ich und tippe mit dem Zeigefinger mehrmals auf mein Brustbein. Im selben Augenblick möchte ich die Frage zurücknehmen. Hubert schaut durch mich hindurch und verharrt, als würde er überlegen. Mein Magen krampft sich zusammen. Ich starre ihn an und denke übers Vergessen und Erinnern nach. So manches, woran ich mich erinnere, würde ich gern vergessen. Und dann legt er den Kopf zur Seite und sieht mich mit großen Augen an wie Kinder den Nikolaus, und im selben Moment weiß ich, dass ich nur irgendjemand für ihn bin.

Oft habe ich hier in der Küche gestanden und Hubert und den Nachtfalter beobachtet. Ich wollte einschätzen, ob sie ihm vertrauter ist als Ewa oder ich. Und vor ein paar Wochen hatte ich dann das Gefühl, dass sich seine Art, mit ihr zu reden, verändert. Als rede er mit einer Fremden, höflicher als zuvor. Ich habe den Nachtfalter gefragt, ob es ihr aufgefallen war, und prompt hat sie behauptet, sie sei darauf vorbereitet, dass ihr Vater sie eines Tages nicht mehr erkennen wird. So ein Bullshit. Das schaue ich mir an. Die Situation kann ich mir jetzt schon ausmalen. Sie wird ihm erklären müssen, wer sie ist. Und wenn sie ihm sagt, sie sei seine Tochter, wird Hubert sagen, das könne jede behaupten, oder er wird Beweise verlangen. Wie soll man sich darauf vorbereiten?

Ich drücke Huberts Hand, forsche in seinem Blick und spüre, dass da nichts mehr ist, von diesem: Ah, dich habe ich schon mal gesehen. Ich lege die Unterarme auf den Tisch und vergrabe meinen Kopf darin.

50

Mama arbeitet wieder. Endlich! Und weil Mama wieder arbeitet und Jürgen gestern auf einem Polterabend war, Punkteabzug für Jürgen, ist Mama auf die Idee gekommen, Sara könnte mich an ihrem freien Tag zur Physiotherapie fahren.

Auf der Hinfahrt erwähne ich, dass es keinen weiteren Pflegerinnen-Wechsel geben wird. «Manina ist schwanger», erzähle ich, «ihr Baby wird blitzblank sein.»

Sara behauptet, es sei rechtswidrig, dass Ewa ohne Pause durcharbeitet. Ich hebe die Schultern, weil ich nicht weiß, wie Ewa das durchgesetzt hat.

«Für Hubert macht es keinen Unterschied, ob er rechtswidrig oder rechtmäßig gepflegt wird», sage ich, «zudem, wer soll denn das prüfen?»

Sara wechselt das Thema und erzählt, sie könne sich nicht daran erinnern, wann Kevin das letzte Mal gelacht hat.

«Ich auch nicht», sage ich.

«Und weißt du, warum er nicht lacht?»

«Klar, ich hab ihn gefragt.»

«Und was sagt er?»

«Er lacht nicht, weil es nichts zu lachen gibt.»

Wir schweigen, und weil die Stimmung zu kippen droht, suche ich nach einem heiteren Thema.

«Schenk ihm doch einen Hund», schlage ich vor, als ich am rechten Fußgängerweg einen Jungen mit Hund sehe.

«Ich will aber keinen Hund», seufzt Sara und schaltet das Autoradio leiser.

«Dann fällt mir auch nichts ein», sage ich, während ich den Tesla vor uns bestaune und mich frage, warum sich andere so eine Karre leisten können.

«Weißt du, was er gestern gesagt hat?», fragt Sara.

«Nein, keine Ahnung», sage ich.

«Wir applaudieren den Dingen, die uns Kopf und Kragen kosten. Ich frage mich, wie er auf so etwas kommt.»

Sara hält an, und während eine Frau mit Kinderwagen den Fußgängerüberweg passiert und der Tesla vor uns davonjagt, mustert sie mich eindringlich.

«Isst du auch genug, Linda?»

Ich blicke geradeaus. Als hätte ich die Frage nicht gehört.

«Möchtest du denn einen Hund?», fragt sie.

«Ja, unbedingt», sage ich, «einen Weimaraner.»

«Einen Weimaraner?»

«Scherz», grinse ich.

«Findest du nicht auch, dass Kevin sich verändert hat?»

«Ja, doch», sage ich.

«Und?», hakt sie nach.

«Er ist stiller, schimpft weniger. Früher hat er ständig erwähnt, dass die Ozeane bald leer sein und wir alle sterben werden. Und er hat damit aufgehört, Umweltforscher zu zitieren, aber vielleicht macht er das aus Rücksichtnahme auf mein Bein», sage ich.

Sara nickt. «So kenne ich ihn gar nicht.»

«Wen kennt man schon?», sage ich. Und in dem Moment, als ich denke, hoffentlich beginnt sie nicht zu weinen, fällt eine dicke Träne aufs Lenkrad.

«Vielleicht doch einen Hund?», sage ich. Und dann lacht und weint sie zugleich und ich lache mit ihr. Unsere Blicke treffen sich und Sara kneift mich in den Oberschenkel, wie mein Physiotherapeut das tut.

«Hey, schau nach vorne», sage ich, lasse mich in den Beifahrersitz sinken und fühle, wie meine Augen feucht werden. Ich denke, dass wir heute keine Lösung finden werden und auch keine finden müssen und es immer irgendwie weitergeht, auch wenn man denkt, man stünde am Abgrund.

«Absolut ausweglos!», fasse ich die Lage zusammen.

«Da hast du recht», nickt Sara.

Und dann belle ich.

51

Als wäre mein Bellen ein Rufen gewesen, dreht sich zwei Tage später alles um einen Hund. Sein Name ist River. River ist Therapiehund, ein brauner Schäfer-Mischling.

«Ihr könnt euch nicht vorstellen, wie süß», schwärmt der Nachtfalter und sucht in ihrer Gucci-Tasche nach ihrem iPhone. Sie zeigt uns Fotos von River. River macht Platz. River gibt Pfote. River frisst Schneeball. Und eine Nahaufnahme. Die Präsentation erinnert mich an Ewas Hagebuttenglück.

Ewa murmelt: «Schnickschnack», und geht in die Küche.

«Und weiter?», frage ich.

«River kommt zu Besuch», jubelt der Nachtfalter und klatscht in die Hände, «du brauchst nicht zu kommen, sonst sind wir zu viele.»

Von wegen, du brauchst nicht zu kommen. Mein Plan: Ich komme trotzdem. Das lasse ich mir bestimmt nicht entgehen!

«Gut, dass du dich mit Hunden auskennst», sage ich zu Hubert und zeige auf die Fotowand.

Ewa scheint das Ganze nicht zu passen. Sie freut sich kein bisschen.

Nachdem der Nachtfalter gegangen ist, frage ich Hubert. «Weißt du, wo deine Tochter arbeitet?»

Hubert sieht mich kritisch an.

«Sie arbeitet in einer Kanzlei. Deine Tochter ist die rechte Hand vom Chef. Deswegen ist sie auch immer schick gekleidet und trägt überteuerte, große Handtaschen mit sich rum. Und jetzt pass auf! Ihr Chef hat eine Tochter und diese Tochter richtet Therapiehunde ab. Und deswegen soll die Tochter vom Chef bei dir vorbeikommen, zu Besuch, mit einem Hund. Na, wie klingt das?»

Früher hätte ich den Hund nachgeahmt, wäre auf die Knie gegangen, hätte den Kopf in die Höhe gereckt und mit dem Hintern gewackelt und Hubert damit zum Lachen gebracht. Oder ich hätte den Hund auf Papier gemalt und Hubert hätte keinen Hund erkennen können, weil meine gezeichneten Hunde seit dem Kindergarten wie Schafe aussehen. Heute ist der Hund nicht mehr als ein Wort, das über meine Lippen kommt. Für Hubert ist meine Erklärung vergleichbar mit einem leeren Blatt Papier oder einer fremden Sprache. Er greift an seine Stirn, schaut sich um, richtet den Rücken gerade und beginnt mit der Handfläche über die Tischkante zu streichen. Eine halbe Minute später hält er inne und schaut mich an, als wollte er fragen, ob er etwas verpasst hat. Vermutlich hat Ewa recht und das mit dem Hund ist eine dumme Idee.

Ich kann mich nicht erinnern, Ewa schon einmal so schlecht gelaunt erlebt zu haben. Sie spricht kein Wort und knallt mit den Türen. Zudem hat sie das Radio laut gedreht. Das macht sie sonst nie. Mittlerweile kenne ich Ewa so gut, dass ich mir denken kann, woran es liegt. Nicht genug, dass hier eine fremde Frau mit Hund aufkreuzt. Als ob es Hubert an etwas fehlen würde. Nein, es kommt noch schlimmer. Der Nachtfalter hat angekündigt, die Therapeutin wolle Hundekekse in Ewas Küche backen. Ich wette, das ist der eigentliche Grund für Ewas miese Laune.

Die Therapeutin, höchstens dreißig, trägt Jeans und Sweater und hat eine Sporttasche dabei, als wolle sie drei Wochen bleiben. Dass ich den Termin mit dem Therapiehund vergessen habe, hat mir der Nachtfalter geglaubt.

Die Therapeutin kniet sich neben ihren Hund und stellt River vor. Dann streckt sie mir die Hand entgegen: «Hallo, ich bin Nina.»

Ich stütze mich auf eine Krücke und greife nach ihrer Hand. Nina und der Nachtfalter umarmen sich. River läuft vorneweg in Richtung Küche, als würde er die Wohnung kennen. Nun begrüßt Nina auch Hubert, der am Küchentisch sitzt und sein schwarzes Lederetui an seinen Bauch hält. Die Therapeutin zieht eine Decke aus ihrer Sporttasche und breitet sie unter River aus. Noch vor Monaten hätte Hubert bei solch einer Menschenansammlung gefragt, was das werden soll oder ob es etwas gratis gibt. Ich schiele in die Sporttasche, sehe gefilzte Möhren und sonstige Früchte und sage Nina in einem günstigen Moment, dass Hubert Aktivierung hasst. Nina lächelt und drückt Hubert eine Bürste in die Hand. Dass er es schafft, den Hund zu bürsten, das kann sie vergessen! Fünf Minuten lang passiert gar nichts. Doch dann richtet River sich auf und streckt Hubert seinen Kopf hin. Hubert legt die Bürste beiseite, blickt River direkt an und sagt mit kräftiger Stimme: «Na, wen haben wir denn da!» Ich traue meinen Ohren nicht. Wir tauschen Blicke und beobachten. Niemand spricht. Keiner will zerstören, was gerade passiert. Ich stelle die Krücken in die Ecke und setze mich lautlos neben Hubert an den Küchentisch.

«Sammy, mein Kleiner», sagt Hubert und krault River am Hals, «mein alter Freund.»

Spürbar hat Nina alle Beteiligten im Blick.

«Na, wen haben wir denn da», wiederholt Hubert mit kräftiger Stimme.

Ich schüttle den Kopf und frage mich, warum wir nicht früher darauf gekommen sind. Ein Hund, so einfach! Minuten später geht der Nachtfalter in die Knie und beginnt den Hund zu bürsten. River lässt alles geschehen.

«Sammy, guter Hund», sagt Hubert.

Ich höre Ewa im Wohnzimmer werkeln. Wie schade, dass sie das verpasst. «Wer ist Sammy?», frage ich den Nachtfalter leise.

«Das war unser Dackel», flüstert sie.

Für Hubert scheint es keinen Unterschied zu machen, ob Schäfer-Mischling oder Dackel.

«Gut gemacht», flüstere ich zurück, «wirklich gut gemacht.»

Der Nachtfalter lächelt stolz und irgendwie fühlt es sich an, als wären wir uns einig. Als hätten wir verstanden, dass wir an Huberts Schicksal nichts ändern können und uns das bleibt, was gerade geschieht: die Begegnung mit einem Hund. Nicht mehr, aber auch nicht weniger.

«Bin gleich zurück», sagt der Nachtfalter und geht raus.

Nach wie vor krault Hubert Rivers Fell. Als wären sie die besten Freunde. Haare fliegen umher. Die Therapeutin beobachtet die beiden aufmerksam. Es wirkt ein bisschen so, als wäre sie unsichtbar. Cool, wie sie das macht, denke ich. Als River genug hat, legt er sich zurück auf seine Decke.

Für die Hundekekse hat Nina alle Zutaten, abgefüllt in Tüten, mitgebracht. Auch Rührschüssel und Mixer holt sie aus der Sporttasche. Der Nachtfalter kommt mit frisch gepuderter Nase zurück und will wissen, welche Kekse es gibt.

«Leberwurstkekse», antwortet Nina und mischt Milch, Öl, Quark, Ei, Streichwurst und Mehl.

«Soll ich Ewa fragen, wo das Backpapier ist?», fragt der Nachtfalter.

«Lieber nicht», sage ich und durchsuche die Schubladen. Und weil alle gut drauf sind und die Anspannung nachlässt, setze ich mich, etwas umständlich, zu River auf die Decke. Ich sehe zu, wie Nina und der Nachtfalter Hundekekse formen, und behaupte, dass ich mir wegen meiner Unterschenkelfraktur die Hände nicht schmutzig machen darf. Wie so oft versteht niemand meinen Humor.

Wenig später stützt sich Hubert auf der Tischkante ab, steht auf und geht auf River zu, der sich sofort aufsetzt und Hubert erwartungsvoll anblickt. Hubert greift in seine rechte Hosentasche und will River eine Walnusshälfte geben. Nina nähert sich langsam, tauscht die Walnusshälfte gegen etwas Teig und River schleckt den Teig genussvoll von Huberts Hand. Und dann geschieht etwas Wunderbares: Hubert lacht, so unbeschwert und herzlich, wie ich ihn nie habe lachen hören. Das ist zu viel für den Nachtfalter. Tränen rollen über ihre Wangen, und als aus dem Weinen ein Schluchzen wird, verlässt sie die Küche. Nina nickt mir zu, was vermutlich heißt, dass es gut so ist, wie es ist. Sie gibt nochmals Teig auf Huberts Hand. River schleckt. Hubert lacht. Wegen mir könnten wir das zweihundert Mal wiederholen. Mein Hubert, denke ich, graviere das Bild in mein Gedächtnis ein und sage mir, dass genau das meine Erinnerung an ihn sein soll.

«Ja, Sammy, mein Kleiner», wiederholt Hubert.

Erst jetzt fällt mir auf, dass der Nachtfalter die vergangene Stunde komplett getrennt von ihrem iPhone verbracht hat. Als die Kekse ausgekühlt sind, gibt Nina Hubert eine Schale mit Keksen in die Hand. Wir beobachten, wie River einen Keks um den anderen aus Huberts Hand frisst. Als Hubert selbst zwei Kekse isst, greift niemand ein, und als Nina zustimmend lächelt, lächeln alle, auch Hubert.

Mit einem Mal fühle ich mich wie ein kleines Mädchen in einer heilen Welt. Ich grinse, als ließen sich meine Probleme mit Hundekeksen lösen. Für ein paar Augenblicke kommt es mir vor, als wäre all das verloren Geglaubte nur versteckt gewesen. Als wäre Hubert einfach ein alter Herr mit Hund, und Demenz eine weit entfernte Insel im Pazifik.

Als die beiden aufbrechen, faltet Nina die Decke zusammen, packt alles zurück in ihre Sporttasche und wirft einen prüfenden Blick auf Tisch und Arbeitsfläche.

«Alles picobello», sage ich, so laut, dass Ewa mich hören kann.

52

Das mit den Hörgeräten war ein Selbstläufer. Dass Hubert von den Lippen ablesen kann und mit seinem Hörvermögen gut zurechtkommt, hat letztendlich niemanden interessiert. Vergangene Woche war der letzte Termin bei Dr. Sagmeister, aber Ewa will noch mal hingehen. So gesehen war Manina ein Segen für Ewa. Niemand sonst wäre auf die Idee mit den Hörgeräten gekommen. Und nun ist Ewa nah dran, an ihrer zweiten Hälfte. Zweimal hat er sie angerufen.

«Privat, nicht wegen Hörgerät», hat sie erzählt und völlig verändert ausgesehen. Außerdem trägt sie Kleider.

«Hübsch», sage ich, «ich wusste gar nicht, dass du Kleider hast.»

Ihre Bewegungen sind langsam, ihr Blick ist klar und sie summt den ganzen Tag. Mit Hubert ist sie übertrieben geduldig. Aus dieser Perspektive haben die Hörgeräte auch Hubert etwas gebracht. Er bekommt mehr Liebe von Ewa, obwohl er nicht gemeint ist. Jedenfalls ist die Geschichte samt Schiebetür, Beule und Hörgerät nicht sehr romantisch, aber vielleicht das Ende ihrer Pflegetätigkeit und wenn es jemand verdient hat, dann Ewa. So tapfer war sie. So viele Tränen. So viel Tohuwabohu. So viel Tee gekocht und dabei hat sie Hubert immer im

Fokus behalten. Nicht wie Heidi Klum, die mit ihrem Hygiene-Konzept so ausgelastet war, dass für Hubert kaum Zeit blieb. Letzten Endes werden wir sagen: Das Hörgerät hat Ewa einen Mann gebracht.

Seit Tagen hofft Ewa auf eine Einladung zum Essen. Ich wette, sie betet dafür. Sollte Philipp sie wirklich zum Essen ausführen, ist Marek endgültig Geschichte. Wie perfekt Dr. Sagmeister zu Ewa passen würde, ist kaum zu glauben. Er ist seit Jahren verwitwet, hat nur mehr sechs Monate bis zur Pensionierung, und jetzt kommt's: Seine Mutter stammt aus Polen, aus einem Nest, hundert Kilometer entfernt von Ewas Heimatort. Das würde ich Ewa gönnen. Die perfekte Metamorphose: Von der 24-Stunden-Pflegerin zur Frau Doktor. Platzen würde sie vor Stolz. Ich hoffe nur, dass die beiden es langsam angehen lassen. Noch brauchen wir Ewa nämlich.

53

Das mit dem Bestatter läuft nicht. Mama braucht es gar nicht auszusprechen. Ich fühle ihre Verzweiflung. Immerhin bin ich geübt darin. Geht es ihr schlecht, ist sie unkonzentriert. Das war immer so. Sie verdreht und vergisst alles. Daheim ist das nicht weiter tragisch. Ob der Plastikmüll zwei Wochen später vor der Tür steht? Wen kümmert es. Wie das in der Arbeit ankommt, weiß ich nicht. Nervig ist, dass sie sich ständig für ihre Verfassung entschuldigt. Und sie hat dunkle Schatten unter den Augen, wie meine Mathelehrerin Grete vor Notenschluss. Ich frage nicht nach. Ich brauche keine Details aus ihrem Liebesleben zu wissen, wirklich nicht. Seit der Heimfahrt vom Krankenhaus habe ich Jürgen nicht mehr gesehen. Er kommt, wenn ich nicht da bin. Vermutlich geht er mir aus dem Weg. Wahrscheinlich hat er keine Lust darauf, verhört zu werden. Trotzdem weiß ich jedes Mal, dass er da war, weil unsere Wohnung, nachdem er da war, anders riecht.

«War Jürgen da?», frage ich und reiße die Fenster auf.

«Woher weißt du das?», fragt Mama.

«Ach, nur so eine Frage.»

Seit dem Unfall verhalten sich alle irgendwie komisch. Die Tage sind anstrengend, nicht nur wegen Mama, auch mit Hubert ist es schwierig, mit Kevin erst recht. Hubert hat aufgehört, sich mitzuteilen. Nur selten verschwendet er ein paar Worte an uns. Mehr und mehr zieht er sich in seine Welt zurück. Eine Welt, zu der ich keinen Zugang mehr finde.

«Nimm mich mit», sage ich, lege die Arme um meinen Körper und mache mich klein, «steck mich zu deinen Walnüssen.» Hubert reagiert nicht. Aus wässrigen Augen blickt er mich an. Früher konnten wir besorgen, wonach er suchte, und wenn wir es nicht konnten, lenkten wir ihn ab, tricksten ihn aus oder gaben ihm Haldol-Tropfen. Jetzt tappen wir im Dunkeln und jeder Versuch, ihm Medikamente zu geben, artet in ein Vergiftungsszenario aus, dass wir uns wünschten, es ginge nur um seine Geschwister oder die Fritzstraße. Zugegeben, ich vermisse ihn. Ich vermisse den Bademeister, den aus dem Innenhof, von damals. Ich vermisse seine Kommentare, sein spitzbübisches Grinsen und Zwinkern.

«Hubert, bist du zu Hause?», frage ich und klopfe ihm auf die Schulter.

Es ist ein langsames Sterben. Ein Sterben von Hirnzellen, Hautzellen, ein Abbau von Muskulatur. Ein Ausfallen von Haaren und Wimpern. Alles wird weniger und weniger, nur seine Augenbrauen werden buschiger.

«Darauf kann man eine Zigarette ablegen», sage ich und modelliere an seinen Augenbrauen herum. Hubert weiß weder, was eine Zigarette ist, noch wie man sie raucht. «In deinem früheren Leben hast du geraucht, Lucky Strike. Erinnerst du dich?»

Entdecke ich eine Wimper auf seiner Wange, wünsche ich mir Geld, ein Haus am Meer, einen Tesla und ein Superhirn für Hubert. Ein Superhirn mit genialen Turbo-Synapsen und Milliarden neuwertiger Neuronen. Ein Superhirn, mit dem er spielend leicht die Namen seiner Eltern findet, damit auch Ewa ihren Frieden hat.

Und Ewa? Sie sagt, sie hat jetzt noch mehr Kraft, um Jesus in die Welt zu tragen. Sie wirkt attraktiv, deutlich jünger und radikal entspannt. Als könne sie nichts aus der Ruhe bringen. Und sie platzt vor Stolz. Sie erzählt von ihrer Hochzeit.

«Ihr heiratet?», frage ich entsetzt.

«Nur Traum», sagt sie. Ab sofort will Ewa ihr Geld noch mehr zusammenhalten. Zu ihrer Hochzeit will sie alle Verwandten und Freunde aus Polen einladen. «Das kostet!», stöhnt sie. Erstens, weil Ewa viele Freundinnen hat, und zweitens, weil sie alle in Vier-Sterne-Hotels unterbringen will. Frage ich, ob das nicht ihre zweite Hälfte übernehmen kann, antwortet sie, dass sie das Hotel für ihre Freundinnen selbst bezahlen kann. Es ist spürbar: Ewa steuert auf ein neues Leben zu. Ihre Augen leuchten. Ihre zweite Hälfte, zum Greifen nah.

«Dr. Philipp Sagmeister bekommt die Rundumversorgung samt Apfelkuchen und das nur, weil Heidi Klum für Hubert ein Hörgerät wollte», sage ich lächelnd, «was für ein Glückspilz!»

Im Gegensatz dazu ist Kevin völlig durchgeknallt. Endlos labert er, dass man nur die Details in Zusammenhang bringen muss, um zu erkennen, dass wir auf eine

Katastrophe zulaufen, und er will nicht mehr zur Schule gehen.

«Wie unvernünftig», sage ich, als er mir erzählt, dass er mit seinen Lehrern ständig Streit anfängt.

«Was soll ich schon lernen, von diesen Clowns», schnaubt er. Obwohl ich längst nicht mehr im Krankenhaus bin, fragt er, ob er zu Besuch kommen kann.

«Zu Besuch?», frage ich und erkläre, dass er kein Besuch und wir kein Museum sind. Und gestern, nachdem wir, als gäbe es nichts zu sagen, eine halbe Stunde stumm an die Wand gestarrt haben, fragte er: «Bist du mit Absicht vors Auto gelaufen?»

«Spinnst du?», habe ich ihn angefaucht. Darauf folgte Schweigen. Nur das Knacksen seiner Fingergelenke war zu hören, bis ich ihn bat, damit aufzuhören. «Ich muss los», und weg war er.

54

In unserem Mehrparteienhaus bin ich die einzige Jugendliche zwischen alten Paaren und alleinstehenden Menschen. Die Hausordnung prangt gerahmt neben den Briefkästen. Alles hat seinen Platz, die Flure sind poliert, alte Zeitungen liegen gebündelt im Eingangsbereich. Ich wünschte, es würde jemand einziehen, der sein schlammiges Mountainbike neben seine Wohnungstür knallt, oder eine Familie mit plärrenden Kleinkindern in Gummistiefeln.

Was die Bewohner über mich und Mama denken, weiß ich nicht. Vermutlich gibt es wenig an mir auszusetzen. Ich komme entspannt rüber, grüße, halte Small Talk und ich besuche einen dementen Herrn, warum, habe ich vergessen. Kleiner Scherz. Lärm mache ich weder tagsüber noch nachts und ich schleppe auch keine Freunde in den Innenhof. Mama sagt, wäre ich ein normaler Teenager, säße ich mit Gleichaltrigen im Innenhof, weil das nämlich ein genialer Treffpunkt sei. «Früher vielleicht», sage ich.

Für die Menschen im Bus bin ich das Mädchen, das beim Ausgang sitzt. Gleichgültig, wo ich mich aufhalte, ich sitze immer nahe dem Ausgang. Das gibt mir ein echt gutes Gefühl. Seit der ersten Klasse sitze ich im Klassenraum neben der Eingangstür. Beim Betreten von Gebäuden halte ich sofort Ausschau nach Feuerlöscher und Fluchtplan. Nicht, dass ich ängstlich wäre, ist eben so ein Tick von mir. Dass ich durchschnittlich aussehe, ist zudem ein Vorteil. Nur Oma glaubte, ich sei ein hübsches Mädchen, aber Oma war eben verrückt. Je durchschnittlicher man aussieht, desto besser. Ich möchte nicht auffallen, weder positiv noch negativ. Am liebsten habe ich jemanden neben mir, der die ganze Aufmerksamkeit auf sich zieht. Das entlastet enorm und es ist der wahre Grund, warum ich neben Celina sitze. Celina brilliert in allen Haupt- und Nebenfächern, ihre Augen sind Sterne, ihre Lippen geschwungen. Ungeschminkt fände ich sie schöner. Das mit der Schminke ist ein Problem der Oberstufe. Die Jahre zuvor fiel nach den Sommerferien auf, dass von allen die Hosen zu kurz geworden waren. Sonst konnte man sich darauf verlassen, dass alles normal weiterlief. Und ab der Oberstufe waren plötzlich alle bemalt.

Sie schminken sich während des Unterrichts, auch ihre Nägel bemalen sie. «Ich kann euch Ewa vorbeischicken», sage ich. Fehlt nur, dass der Geruch von Haarspray durch die Stuhlreihen zieht.

«Labello reicht völlig», sage ich, als Celina mir ihren Lippenkonturenstift schenken will, weil er, wie sie sagt, für ihren Typ eine Nuance zu hell ist.

«Ach, Linda», gluckst sie und wirft den Kopf in den Nacken.

Zweimal pro Woche muss ich zum Physiotherapeuten in die Bahnhofstraße. Ich wäre lieber zu einer Frau gegangen.

«Sonst noch Wünsche», hat Mama gesagt, «was willst du? Craniosacraltherapie, Shiatsu, Physiotherapie, alles unter einem Dach, ein richtiges Zentrum ist das.»

Was mir das nutzen soll, ist mir unklar.

«Schlimm?», will Kevin wissen.

«Nein, ich mag das», sage ich.

«Und was macht er mit dir?»

«Verklebungen lösen», antworte ich, «Schmerz vom Feinsten.»

Für die Mädchen aus meiner Klasse macht es keinen Unterschied, ob einer an der Seele oder am Körper herumwerkt. Ist ihnen völlig egal, ob einer Physio- oder Psychotherapeut ist. Hat einer einen Therapeuten, ist er auf alle Fälle interessanter als die anderen. «Wie sieht dein Therapeut denn aus?», will Celina wissen.

«Er ist ein Riese», erzähle ich.

«Und weiter?», hakt Fatma nach.

«Ein Riese, dreißig oder fünfunddreißig, die Haare an den Seiten auf null abrasiert, gepiercte Augenbraue rechts», beschreibe ich den untersetzten Sechzigjährigen mit Brille. Lilian und Fatma grölen.

55

Mittlerweile belaste ich mein Bein mit dreißig Kilogramm. Venenstrumpf, Eisbeutel und Hochlagern gehören der Vergangenheit an. So wie Jürgen. Den Plan mit Gran Canaria haben wir begraben. Jürgen kommt nicht mehr. Da geht sie dahin, meine Reise ans Meer.

«Wer hat Schluss gemacht?», will ich wissen. Mama zuckt mit den Schultern.

«Das Leben ist ungerecht», sage ich.

«Hast du ihn weggewünscht?», fragt Mama.

«Klar, jeden Tag», antworte ich, starre auf die Garderobe und sage: «Los, raus damit, wer hat Schluss gemacht?»

Sie hält den Kopf geneigt, ihr Blick irgendwo. Stille.

«Dann eben nicht», murmle ich, gehe in mein Zimmer und hole einen Haargummi. Als ich zurückkomme, umfasst sie die Köpfe der Rosen mit einer Hand, packt die Blumen und schmeißt sie in den Biomüll. Sie löst ihre Armbanduhr, ein Geschenk von Jürgen, vom Handgelenk und lässt die Uhr, wie in Zeitlupe, in die Blumenvase gleiten. Ich presse die Lippen aufeinander, um nicht loszulachen, und denke im nächsten Moment, ob man die Uhr hätte verkaufen können. Mama hebt die Vase hoch, schwenkt sie, als wäre sie eine Laborantin, betrachtet die Uhr von oben, von der Seite, von unten.

Für einen Moment denke ich, sie wird die Vase an die Wand schmettern.

«Scheißkerl», knurrt sie, lacht und lässt die Vase sinken.

Safe, denke ich, greife nach der Vase, betrachte die Uhr und sage nicht, dass ich stolz auf Mama bin. Auch dass ich es von Anfang an gewusst habe und dass sie besser auf mich hören sollte, behalte ich für mich. Stattdessen sage ich: «Aber keine Beziehungspause, versprich mir das!»

Mama schweigt.

«Pausen sind sinnlos, Mama!» Ich fische die Uhr aus der Vase und lege sie ins Tiefkühlfach.

«Verletzungen muss man kühlen», sage ich.

Mama lächelt, wischt eine Träne weg, holt die Bügelwäsche, zieht Jürgens Hemden heraus, stopft sie in eine Papiertasche von Bipa und stellt sie raus. Sie schiebt ihr Handy über den Tisch und nickt mir zu.

Ich tippe: *Deine Hemden sind vor der Wohnungstür. Kirsten*

Was ich von der Liebe halten soll, weiß ich nicht. Außer den beiden an der Bushaltestelle habe ich nie das Gefühl gehabt, ich würde Liebende beobachten. In meinem Umfeld gibt es, außer den Alten im Haus, wenige Menschen, die in einer Beziehung leben. In meiner Klasse haben Leah, Emilia und Celina einen Freund. Celina hält jedem ihr Handy unter die Nase, mit einem Foto, auf dem ihr Typ seine Zunge in ihren Hals steckt. Ich bekomme Gänsehaut, wirklich, und Gänsehaut bekomme ich sonst nur bei Niesen oder Erbrechen. Ich vermute, ihr Freund hat eine Persönlichkeitsstörung. Ich kenne ihn nicht, aber, na ja, aus ihren Erzählungen lässt sich das ableiten. Hätte ich einen Freund, würde ich sein Foto zuletzt meinen Schulkollegen zeigen. Und plötzlich habe ich Sümeyye vor Augen, mit ihrem gelben Achtung-Rutschgefahr-Schild und ihrer Kette mit türkisfarbenen Steinchen um den Bauch. Ich durchsuche mein Handy nach ihrer Nummer. Da ist sie: Sümeyye, Putztrupp.

Ich tippe: *Was macht die Bauchkette?*

Drei Sekunden später: *Ich trage sie nicht.*

Bestimmt hat der Kammerjäger der süßen Sümeyye das Herz gebrochen und während ich mir vierzehn Trennungs-Szenarien ausdenke, unterbricht mich der Nachrichtenton nochmals: *Willst du nicht wissen, warum?*

Ich tippe: *Und????????* ☺

13. Woche ☺, schreibt sie.

Ich spanne die Augen auf, wie Ewa bei der Vitamin-C-Bombe und schlage mit der flachen Hand auf den Tisch. Mama sieht mich entgeistert an. Ich stammle irgendwas von Sümeyye und Putztrupp und Kammerjäger und Schwangerschaft. Und dann weine ich, herzzerreißend, hätte Oma gesagt, und ich habe keine Ahnung, warum.

56

Am nächsten Morgen, auf dem Weg zum Bus, frage ich Kevin, ob er einen Hund möchte.

«Mama will bestimmt keinen Hund», antwortet er.

«Und du? Willst du einen?»

«Wie kommst du darauf?»

«Ach, nur so», sage ich und beginne von Sümeyyes Schwangerschaft zu erzählen. Mit jedem Detail steigere ich mich mehr rein, sodass ich mich kaum auf meine Krücken konzentrieren kann, bleibe stehen und blicke Kevin eindringlich an. Mit einem Kopfnicken deutet er auf Ami.

«Interessiert mich nicht», zische ich, «sie soll froh sein, dass wir sie mitnehmen, und sie kann gerne mitschreiben, dass wir Frauen klar im Nachteil sind. Sind wir nämlich, nur fürs Protokoll! Wenn eine Beziehung scheitert, bleiben die kleinen Süßen bei uns Frauen. Männer nehmen ihr Klavier, ziehen in ein feines Appartement und führen dort ein gutes Leben!» Kevins Augen funkeln mich aus schmalen Schlitzen an. Feindselig schaue ich zurück. Ami trottet unbeirrt neben uns her.

«Was ist?», fragt er.

«Fällt dir dazu nichts ein?»

«Juckt mich nicht», sagt er und hebt die Schultern.

Jetzt werde ich erst recht wütend. Mein Kopf fühlt

sich an, als explodiere er gleich. Wie in Zeichentrickfilmen, wenn die Augen an Sprungfedern aus den Köpfen schießen. Und während ich beobachte, wie Kevin und Ami unbeteiligt weitergehen, ist mir mein Gefühlsausbruch plötzlich peinlich. Ich starre auf den Asphalt, versuche mich abzulenken, denke an meinen Geburtstag mit Mama und Jürgen und höre Mama sagen: für dein Zimmer, etwas Lebendiges, konzentriere mich auf meinen Atem und wenige Atemzüge später bricht meine Empörung zusammen und ich fühle das Gefühl hinter der Wut. Ich schlucke meine Traurigkeit und denke, dass sich so ein müdes Herz anfühlt. Bestimmt genau so.

Zehn Meter weiter, als hätte ich Sümeyyes Schwangerschaft nie erwähnt, beginnt Kevin: «In den letzten 400 000 Jahren war der CO2-Gehalt in der Atmosphäre nie höher als 300 ppm.» Er kickt gegen einen Kiesel. Ich reagiere nicht. Warum sollte ich? Ich werde seine Geschichte ignorieren, wie er meine ignoriert hat.

«Nerv ich dich?», fragt er prompt.

«Nein, du bist mein Freund. Was dich bewegt, bewegt auch mich», sage ich mit spöttischem Unterton.

«Und nun haben wir eine CO2-Konzentration von 400 ppm erreicht.» Fragend schaut er mich an, als wäre ich jetzt an der Reihe.

«Nicht gut?», frage ich.

«Je mehr CO2 durch die Meere absorbiert wird, desto saurer werden sie. Zuerst ist das für die Korallen fatal und schließlich hat es unumkehrbare Folgen für die gesamte Nahrungskette.»

«Alles hat unumkehrbare Folgen, Kevin!»

«Es interessiert dich nicht», keift er, «so wie es unsere Politiker nicht interessiert.» Ami rückt zwei Meter von uns ab. Als wolle sie nichts mit uns zu tun haben. Kevin zieht sie am Henkel ihrer Schultasche zurück.

«Steck mich nicht in einen Topf mit denen», sage ich. Und während er mir erklärt, dass er mich mit denen in einen Topf steckt, weil wir alle in einem Topf stecken, weil praktisch gesehen die Welt der Topf ist und es niemanden auf diesem Scheißerdball außerhalb des Topfes gibt, entscheide ich, umzukehren.

«Was machst du?», ruft Kevin mir nach.

Ohne mich umzusehen, laufe ich in die entgegengesetzte Richtung. «Linda, was soll das?», höre ich ihn.

«Lass mich in Frieden mit deiner Scheiß-CO_2-Konzentration», murmle ich, während mir ein pummeliger Junge entgegenrennt, Schultasche am Rücken, Schnürsenkel offen, rote Wangen. Ich male mir aus, wie er aufs Gesicht stürzt, sich den Kieferknochen bricht und mit Magensonde ernährt werden muss.

«Männer», murmle ich.

«Linda, komm zurück!», ruft Kevin. Hättest du gern, denke ich und gehe entschlossen weiter. Krücke, krank, gesund. Krücke, krank, gesund. Wohin ich gehe, ist schnell entschieden. Da brauche ich nicht lange nachzudenken. Meine Füße kennen den Weg, so wie mein Herz den Weg kennt.

57

«Gestritten», erkläre ich, als Ewa die Wohnungstür öffnet.

«Mama?», fragt sie.

«Nein, Kevin», sage ich. Und dann macht Ewa das, was sie am besten kann. Sie presst mich an ihren Busen und während ich in ihre Arme sinke, denke ich an Sümeyye und unentschuldigte Fehlstunden.

Ewa erzählt, dass der Nachtfalter nachmittags zu Kaffee und Topfenkuchen kommt und sie den Tisch feierlich gedeckt hat, weil Rosalie heute achtzig geworden wäre.

«Ach, wie traurig», sage ich.

Manchmal kommt es mir vor, als hätte ich Rosalie gekannt. Vielleicht, weil wir so oft auf sie gewartet haben. Alles, was ich über Rosalie weiß, habe ich wie ein Puzzle zusammengesetzt. Rosalie war Herrenschneiderin. Sogar Hubert weiß das. Sie war zwei Köpfe kleiner als er, eine zierliche Person und ihr Haar, sie trug Dauerwelle, färbte sie dunkelbraun bis kurz vor ihrem Tod. Mit zunehmendem Alter litt sie an Haarausfall. Bevor sie das Haus verließ, betrachtete sie mit einem Handspiegel ihren Hinterkopf im Garderobenspiegel und versuchte, das bestehende Haar über die lichten Stellen zu kämmen. Verließen Hubert und Rosalie das Haus gemeinsam, gingen sie immer Hand in Hand. Das ganze Jahr über trug sie ihren beigefarbenen Staubmantel. Der Saum endete zehn Zentimeter über ihren schwarzen Stöckelschuhen. Nach ihrem Tod habe Hubert darauf bestanden, dass der Mantel an der Garderobe hängen bleibt, hat der Nachtfalter erzählt. Dort hängt er noch heute. Als könnte Rosalie jederzeit nach ihrem Mantel greifen, um hinauszugehen. Manchmal stelle ich mich vor den Mantel, zupfe ihn zurecht und sage der Frau, die nicht mehr im Mantel steckt, dass Hubert bald zu ihr kommt. Jahrzehntelang hatte Rosalie dieselbe Konfektionsgröße und trug denselben Mantel, obwohl sie sich jederzeit einen neuen hätte nähen können. Er war praktisch und sie wollte keinen anderen. Dazu trug sie ihre Ledertasche, schwarz, rot, beigefarben. Mit den Jahren war das Leder ausgebleicht und der Griff abgewetzt, aber die Tasche war praktisch und sie wollte keine andere, obwohl Hubert ihr immer eine neue Tasche kaufen wollte. Rosalies Tasche steht im Schlafzimmer des Nachtfalters. Sie bringe es nicht übers Herz, sie wegzuwerfen, und sie bewahre darin Stecknadeln, Maßbänder, Unterfadenspulen, Stoffklammern und ein paar alte Burda-Hefte auf, hat sie erzählt.

Vielleicht war Rosalie nicht die einzige Frau in Huberts Leben. Nicht, dass ich die Wohnung durchsuche, aber hier und da schaue ich mich um, mehr aus Langeweile. Vergangenes Frühjahr habe ich im Kleiderschrank hinter den alten T-Shirts eine leere Brieftasche gefunden. Wie gesagt, es war kein Geld darin. Nur ein Foto von Rosalie, vergilbt, hinter einer brüchigen Folie, und hinter dem Foto von Rosalie steckte das Foto einer anderen

Frau. Es war eine zufällige Entdeckung, weil die rechte Kante des darunterliegenden Fotos zum Vorschein kam. Zwei Frauen in einer Brieftasche. Da kann sich jeder denken, was er möchte. Den Nachtfalter kann ich dazu nicht befragen. Sie hat genug schlechte Tage. Und da Hubert auf eine Art mein Schützling ist, habe ich die Vielleicht-Geliebte verschwinden lassen.

Sie trägt Brille, zartrosafarbenen Lippenstift, Perlenkette und eine weiße Bluse. Ich schätze ihr Alter auf dem Bild zwischen fünfundfünfzig und sechzig. Sie sieht städtisch aus, städtischer, als man in unserer Stadt aussieht, und sie sieht nicht aus, als wäre sie mit ihm verwandt. Im Frühjahr, als ich ihm das Bild zeigte, lief die Suchmaschine in seinem Hirn auf Hochtouren. So was spüre ich. Zeige ich ihm das Foto heute, geschieht nichts. Ich lege das Foto in seine Handfläche und lege meine Hand darüber. «Und weg ist sie», sage ich, hebe die Hand hoch und sage: «Da ist sie wieder.»

Ewa stellt einen leeren Dessertteller und eine Tasse dampfenden Kakao vor mich hin, verschwindet, kommt zurück und hält mir eine Dose Weihnachtskekse unter die Nase.

«Du hast schon gebacken», juble ich und inhaliere den Duft von Zimt und Vanille. Ich greife nach einem Vanillekipferl. «Besser drei», sage ich und greife nochmals zu.

Ewa lacht. «Besser fünf», sagt sie und legt zwei Rumkugeln dazu. Sie fragt nicht, ob ich Rumkugeln darf, und sie fragt auch nicht, warum ich nicht in der Schule bin. Allein deswegen liebe ich Ewa, weil sie keine sinnlosen Fragen stellt.

Und Hubert? Ewa sagt, er ist zu schwach, um aufzustehen, und er schlafe in letzter Zeit oft in den Vormittag hinein. Kurz verspüre ich den Impuls, nach ihm zu sehen, aber ich bleibe bei meinen Keksen. Und während ich am Küchentisch sitze, aus dem Fenster schaue und mich Schluck für Schluck von Kevins Ignoranz erhole, sagt Ewa: «Mittwoch kommt Pflegebett.» Ich verschlucke mich, huste und bevor ich fragen kann, wofür ein Pflegebett, denke ich, dass sich die Frage erübrigt. Und um mich abzulenken, denke ich über Dinge nach, die ich mag. Ich mag einfache Dinge, die in der Gegenwart geschehen: leicht verständliche Filme und Bücher, bei denen man nicht groß nachzudenken braucht, Schlechtwetter, weil das Gefühl, man sollte rausgehen, wegfällt, ungesundes Essen, weil es schmeckt, und Camilla, weil ich sie kenne, seit sie ein Katzenbaby war und es fancy ist, wenn man jemanden sein Leben lang kennt. Als mir nichts mehr einfällt, kommt der Gedanke an das Pflegebett wie ein Bumerang zurück.

«Den Letzten beißen die Hunde», sage ich stellvertretend für Hubert, greife nach den Rumkugeln und stecke mir eine in die linke und eine in die rechte Wangentasche.

«Bekommt er auch Kekse?», frage ich.

«Wer?», fragt Ewa.

«Na, HNO», sage ich.

Ewa lacht lauthals und erklärt, dass sie fünfzehn Sorten für ihn gebacken hat.

«Fünfzehn Sorten! Bist du völlig verrückt!?», sage ich.

«Kann ich schnell Trockenraum zu Spinnewäsche?», fragt Ewa.

Ich sage ihr nicht, dass es Wäschespinne heißt. Soll Dr. Sagmeister ihr Deutsch beibringen, immerhin hat er studiert und bei fünfzehn Kekssorten sollte ein kleiner Deutschkurs drin sein.

«Geh nur», sage ich.

58

Da liegt er, den Kopf auf zwei große Kissen und ein Schaffell gebettet. In seiner Armbeuge ein Lavendelkissen in Herzform, das neueste Produkt aus Ewas Online-Shop. Auf dem Nachtkästchen ein gerahmtes Foto von Rosalie, unter dem Rahmen ein Spitzendeckchen, Ewas Salzstein-Lampe, ein Rosenkranz, drei Fläschchen mit ätherischen Ölen und eine Maria-Muttergottes-Statue, so klein, als wäre sie aus einem Kinder-Überraschungs-Ei. Es riecht wunderbar. Ich lese die Aufschrift der Fläschchen: Thymian, Lavendel, Orange.

Ich gehe zurück ans Fenster, ziehe die Vorhänge zur Seite und betrachte den Himmel. Es schneit einzelne Flocken. Nur noch neun Tage bis Weihnachten. Aus Ewas CD-Player tönt Richard Clayderman. Seit Ewa verliebt ist, hört sie ununterbrochen diesen Clayderman. Ich schließe die Augen und stelle mir vor, wie ich auf Gran Canaria in einem Vier-Sterne-Hotel an der Rezeption lehne, neben mir Sebastian, unter meinen Handflächen kalter Marmor, rundum Palmen in Terrakotta-Übertöpfen. Etwas fällt zu Boden. Ich greife danach. Sebastian bückt sich, um mir zu helfen, und als wir auf selber Höhe sind, stöhnt Hubert. Sebastian und die Rezeption zerplatzen.

Ich gehe zurück ans Bett und tippe mit dem Zeigefinger auf Huberts Nasenspitze.

«Eiskalt, deine Nase. Sollen wir ein Feuerchen machen?», frage ich, überwinde mich, Hubert genauer anzusehen, und sage ihm, dass mir das alles gar nicht gefällt.

In den vergangenen Wochen war es ein ständiges Auf und Ab. An einem Tag lief Hubert rastlos durch die Wohnung. Am darauffolgenden Tag wirkte er nach drei Schritten völlig erschöpft. An einem Tag konnte er problemlos sprechen, essen, Geschwister suchen. Zwei Tage später nur Atem und Herzschlag.

«Hubert, das ist anstrengend. Entscheid dich doch mal», habe ich zu ihm gesagt.

Jetzt gerade sieht es nicht so aus, als würde er je wieder jemanden suchen. Er ist weniger geworden, noch weniger. Ich hätte nicht gedacht, dass noch weniger möglich ist.

«Hubert, hörst du mich?», frage ich und taste nach seinem Handgelenk. Sein Puls geht schnell. Sanft lege ich meine Handfläche auf seinen Brustkorb, der sich hebt und senkt. «Na, immerhin etwas», sage ich, gehe zum Schuhschrank, hole seine Arbeitsschuhe und stecke sie auf seine Füße. «Klack, klack», flüstere ich. Sein Atem rasselt.

«Hubert?» Ich ziehe, obwohl ich keine Taschenlampe griffbereit habe, sein Augenlid hoch, wie man das aus Filmen kennt. Warum man das macht und wie seine Pupille reagieren soll, weiß ich nicht, aber darum geht es nicht. Manchmal ist es besser, irgendetwas anstatt nichts zu tun. Und weil ich das Rasseln schwer aushalte, frage ich: «Was meinst du? Soll ich dir den Himmel beschreiben? Hör zu! Der Himmel ist bedeckt, Hochnebel, trostlos. Du versäumst nichts, gar nichts, Hubert.» Und weil ich vermute, dass mein Wetterbericht seine Stimmung nicht hebt, sage ich: «Hubert, möchtest du eine Fantasiereise machen? Ich bin Profi darin. Unsere Turnlehrerin macht am Ende jeder Stunde eine mit uns. Also, du liegst und hast die Augen geschlossen. Bravo! Es geht los! Stell dir vor: Es ist Sommer, der Himmel tiefblau, eine leichte Brise, der See, tausend Sterne, die Luft ist mild.» Ich ziehe die Arbeitsschuhe von seinen Füßen, schlüpfe hinein und marschiere im Stand. Klack. Klack. Klack. «Du drehst eine Runde um das Sportbecken», erzähle ich weiter, «die Stammgäste grüßen freundlich, winken dir zu und da! Da ist sie! Die Frau von dem Foto in deiner Brieftasche. Sie schwimmt. Die Haare hochgesteckt, zartrosafarbener Lippenstift und sie lächelt. Sie freut sich so sehr, dich zu sehen. Kann es sein, dass sie dich liebt? Schau, wie sie dich anschaut. Hubert, ich glaube wirklich, sie liebt dich.»

Ich schiebe eine Handfläche unter sein Schulterblatt und ziehe mit der anderen Hand vorsichtig an seinem Arm. Das habe ich bei Ewa gesehen.

«Besser so?», frage ich und stelle mir vor, wie Hubert lächelnd nickt.

«Eine schöne Erinnerung, nicht wahr», sage ich und setze mich auf die Bettkante.

«Weißt du, was ich glaube?» Ich beobachte sein Gesicht. Er wirkt völlig entspannt. Als wäre alles in bester Ordnung. «Ich glaube, wir gehen dorthin zurück, wo wir hergekommen sind. Und ich glaube, dass es dort viel, viel besser ist als hier.» Ich lausche, ob Ewa zurück ist, aber außer Huberts Atem höre ich nichts. «Und weißt du, was das Beste am Sterben ist», erzähle ich weiter, «niemand kann dir mehr mit der Zukunft drohen. Wenn Mama mir mit der Zukunft droht, sagt sie so Dinge wie, dass ich mir die Zukunft verbaue oder versaue oder so was in der Art. Und weißt du, was ich in so einer Situation mache? Ich lehne mich zurück und denke an Hundewelpen oder Klatschreime. Oh sorry, Hubert, jetzt bin ich abgeschweift.»

Ewa steckt den Kopf herein: «Schnell Post?»

«Geh nur», sage ich, «wir haben alles im Griff, haben wir doch, oder Hubert?»

Ewa sagt, ich soll sie anrufen, wenn sich etwas verändert.

«Zum Guten?», frage ich. Ich knipse die Salzstein-Lampe aus und an, aus und an. «Weißt du, wer noch verliebt ist, Hubert? Unsere Ewa! Sie ist in Dr. Sagmeister verliebt. Du kennst den Typen. Er hat dir die Hörgeräte verpasst. Sie ist im siebenten Himmel. Weißt du, woher der Begriff, der siebente Himmel, kommt? Das war eine antike Vorstellung, ein Himmel in sieben Schichten.» Ich greife nach seiner Hand. Seine kalt, meine kalt, schaue aus dem Fenster und denke, dass sich die Welt da draußen weiterdreht, während wir hier sterben.

«Habe ich dir erzählt, dass Sümeyye mit ihrer Familie nach Adana zu ihrem Onkel zieht? Schade eigentlich. Sie hätte meine Freundin werden können. Adana ist eine

Stadt mit zwei Millionen Einwohnern. Wäre zu groß für uns, was meinst du?»

Als Ewa zurück ist, spüre ich, dass ich endlich mit jemandem reden will, der Antworten gibt. Ich sage Hubert, dass ich etwas klären muss, und locke Ewa unter einem Vorwand in die Küche. Ihre Wangen sind hochrot.

«Bist du gerannt?», frage ich.

Ewa nickt.

«Warum?», will ich wissen. «Stirbt er?»

Ewa zupft an ihrer Bluse und schweigt.

Ich sage ihr, dass sie mit mir reden muss, weil niemand sonst mit mir darüber redet.

Ewa hält ein Geschirrtuch unters Wasser, wringt es aus und tupft damit gegen ihre Stirn und Wangen.

«Wie lange soll das so weitergehen? Wann stirbt er?»

«Bald», sagt Ewa.

«Und woher willst du das wissen?», frage ich und schaue ihr direkt in die Augen.

«Erfahrung», sagt sie und hält meinem Blick stand.

Ich lehne mich an die Küchenzeile und frage trotzig: «Und ich? Wann sterbe ich?»

Ewa blickt mich erschrocken an, studiert mein Gesicht, als wäre es eine Vokabel an ihrer Pinnwand, zieht mich ans Fenster, greift nach meiner linken Hand, um meine Handfläche zu betrachten. Schnell ziehe ich die Hand zurück: «Lass gut sein, Ewa. Vergiss es.»

59

Tatsächlich! Da steht es, mitten im Wohnzimmer, das Pflegebett. Als wollte es sagen: Endstation, ihr Lieben! Bestimmt wäre Hubert lieber in seinem Ehebett gestorben. Hubert passt nicht in dieses große, mit allen Raffinessen ausgestattete, elektronische Bett auf Rädern. Es wirkt, als sei er zufällig hineingeraten. «Schick», sage ich und frage mich, wofür der Aufwand. Dass das Pflegebett Ewas Arbeit erleichtert, ist mir klar, aber ganz ehrlich: Ewa ist ein Profi, Hubert wiegt kaum mehr als vierzig Kilo und wer weiß, wie lange das noch dauert.

Seit Tagen behauptet Ewa, sein Bewusstsein sei getrübt. Ich für mich habe entschieden: Hubert schläft. Die Vorstellung, dass er schläft, gefällt mir besser.

«Darf ich?», frage ich, gehe ans Fenster und reiße es auf, «No front, aber hier kann man nicht atmen.»

Um nicht vor Angst im Boden zu versinken, hält sich der Nachtfalter am Pflegebett fest.

«Frische Luft tut gut», sage ich und tätschle Huberts Bettdecke.

Die Nerven seiner Tochter liegen spürbar blank. «Bitte mach zu», sagt sie und schaut voller Sorge auf Hubert.

Ich sage der Welt da draußen, dass wir nichts von ihr

brauchen, und schließe das Fenster. «Wir müssen das Bett näher ans Fenster stellen!», sage ich.

«Warum?», fragt der Nachtfalter. Einmal mehr staune ich über ihre Fragen.

«Am Fenster hat er Luft und Sonne», erkläre ich. Wir lösen die Bremsen und schieben das Bett fünfundzwanzig Zentimeter näher ans Fenster. Jetzt scheint die Sonne auf seinen Herzschrittmacher.

«Siehst du, viel besser», sage ich. Erst jetzt bemerke ich, dass das Pflegebett, egal wie es steht, den Raum beherrscht. Kein gutes Zeichen.

Der Wohnzimmertisch, drei Stühle und Huberts Polstersessel fehlen. Ich bin sicher, die Möbel wurden entsorgt. Wo sonst sollten sie sein. Ich lege meine rechte Hand auf meinen Säbelzahntiger, nehme einen tiefen Atemzug und frage mich, ob man mir anmerkt, wie bestürzt ich bin. Abwechselnd starre ich auf Huberts Brustkorb und zu Boden.

«Alles okay?», will der Nachtfalter wissen.

Wer Huberts Polstersessel entsorgt, bekommt von mir keine Antwort, möchte ich sagen. Wie gern hätte ich den Polstersessel für mein Zimmer gehabt, aber davon konnte niemand wissen, weil ich es bislang selbst nicht wusste. Ich betrachte das Bettgestell, den Unterbau, die elektronische Bedienung. Hubert wäre von der Ausstattung begeistert. Das hat Hand und Fuß, hätte er gesagt. Oberhalb des Bettes baumelt ein Triangel, wahrscheinlich für Kranke, die sich aufrichten wollen. Ich stelle mir vor, wie Hubert sich hochzieht, uns anlächelt und sagt, dass das mit dem Sterben nur Show war.

Der Nachtfalter streichelt ihrem Vater über die Wange, wirft einen Blick auf Ewas Lagerungsplan und murmelt ein: «Danke dir, Linda.»

Ich nicke ihr zu und ziehe den Kopf ein. Sie weiß nicht, dass ich von dem Streit mit Ewa weiß, aber Ewa hat mir alles brühwarm erzählt. Der Nachtfalter ist vorbeigekommen, gestern, nur auf einen Sprung und wenige Minuten später war ein riesiges Tohuwabohu ausgebrochen, ganz ohne Huberts Mitwirken. Ewa hat geschrien. Der Nachtfalter hat geschrien. Ewa hat lauter geschrien. Der Nachtfalter hat noch lauter geschrien. Dann hat der Nachtfalter geweint und Ewa hat vor Enttäuschung und Schmerz geschluchzt und beinahe wäre sie abgereist. Sie hat sich in Klein-Polen eingesperrt, das Foto ihrer Eltern an ihre Brust gepresst, geheult und geklagt und danach hat sie bis spät in die Nacht mit Aleksandra telefoniert. Nach Mitternacht ist sie völlig erschöpft ins Bett gefallen, und hat entschieden zu bleiben, wegen Hubert und nur wegen Hubert. Der Grund für den Streit? Darüber kann man denken, wie man möchte. Ewa hat eine brennende Kerze aus Częstochowa und ein Bild der Schwarzen Madonna an Huberts Bett gestellt und der Nachtfalter wollte weder die Kerze noch die Madonna dort stehen haben und Ewa hat eine CD mit Panflöten-Musik abgespielt und auch die wollte der Nachtfalter nicht. Sie hat gesagt, es rieche, als wäre Hubert schon tot, hat die Kerze ausgelöscht, das Fenster aufgerissen, die Schwarze Madonna in die Schublade geworfen und den Stecker des CD-Players aus der Steckdose gerissen.

Als Ewa davon erzählte, blitzten ihre Augen vor Zorn

und ihr Kiefer bebte, sodass ich meine Hand an ihren Unterkiefer legen musste, damit das Beben aufhörte.

«Sich an den letzten Tagen so in die Haare zu kriegen», habe ich zu Mama gesagt. Sofort war mir klar, dass es ein Fehler war, davon zu erzählen.

Mama schimpfte sich die Seele aus dem Leib: «Ich glaub es nicht, ein Streit am Sterbebett ihres Vaters! Kann man denn wirklich alles falsch machen? Sie kann es. Sie kann es wirklich.»

«Was du immer hast, mit deinem Sterbebett», habe ich gesagt und mich verkrochen, wie Camilla das bei Blitz und Donner macht.

Hubert wirkt entspannt. Er macht nicht den Eindruck, als habe er Schmerzen. Ewa behauptet, dass der Körper in der Sterbephase Hormone freisetzt, die das Wohlbefinden steigern.

«Na, wenigstens etwas», freue ich mich. Ich beobachte, dass sich alles ständig verändert: Sein Ausdruck. Die Geräusche, die sein Atem macht. Seine Gesichtsfarbe. «Bist du ein Chamäleon?», flüstere ich ihm ins Ohr. Der Geruch seines Rasierwassers steigt mir in die Nase. «Und sauber rasiert bist du, allerhand.» Ich nehme die Pipette und tropfe sieben Tropfen Tee in seinen Mund. Einen für jeden Atemzug. Wir zählen nichts mehr. Nicht den Puls. Nicht die Atemzüge. Keine Erbsen. Keine Knöpfe. Nur Tage zähle ich. Die Tage, die Hubert noch da ist. Meine Mathelehrerin meldet sich über Teams: *Erinnerung an die Lernzielkontrolle.* Hau dich über die Häuser, Grete. Hubert stirbt.

Ewa schiebt Hubert ein Kissen in den Rücken und lagert sein oberes Bein auf ein anderes Kissen. Ein kleines Kissen schiebt sie zwischen seine Knie, damit nicht Knie auf Knie zu liegen kommt. Alles faltenfrei.

«Muss», sagt sie, «sonst Druckstelle.»

Das hätte Hubert nicht gewollt, dass Ewa bestimmt, wo was liegen soll. Ich schaue mir das nicht länger an und drehe mich weg. Scheint für Ewa genau das Richtige zu sein. Jetzt ist sie die Chefin. Alle ihre Anweisungen sind Gesetz. Sie wirkt entspannter denn je, um nicht zu sagen, fröhlich. Für jede Hautstelle verwendet sie eine eigene Salbe:

Salbe für Schulter.

Salbe für Ohr.

Salbe für Steißbein.

Je länger jemand herumliegt, desto mehr ist seine Haut gefährdet, hat Ewa erklärt. Alle zwei Stunden dreht sie ihn auf die andere Seite. Wie er liegt und wann sie ihn so hingelegt hat, schreibt sie auf ein Blatt Papier. Mit Lineal hat sie drei fein säuberliche Spalten gezogen. Eine Spalte für das Datum, eine für die Uhrzeit und eine für: rechts, Rücken, links.

Hubert hätte das nie unterschrieben. Könnte er sich dafür rächen, würde er ihre Zierkissen toasten. Egal, irgendwann wird das hier ein Ende haben. Immerhin hat er seit vier Tagen nichts gegessen und auch nicht gesprochen, zumindest nichts Verständliches. Manchmal stöhnt er, wenn Ewa ihn dreht. Dann gehe ich raus. Meinen Vorschlag, dass wir die Liste mit der Trinkmenge wieder aktivieren, hat Ewa abgelehnt. Sie sagt: «Das bringt jetzt nichts mehr, Hubert ist Pflegefall.»

60

An dem Tag, an dem Hubert ins Wanken geriet, also wirklich nicht mehr stehen und laufen konnte, es war ausgerechnet an einem Mittwoch, musste ich die ganze Zeit über an die Dementoren aus Harry Potter denken. Dementoren sind wirklich die fiesesten magischen Wesen. Sie entziehen ihren Opfern Kraft und Lebensmut. «Genau das ist mit Hubert passiert», habe ich zu Kevin gesagt, nachdem er sich nach unserem Streit mit einem vollständigen Sorry und Handschlag bei mir entschuldigt hatte. Ich habe ihn angesehen und gedacht, streiten lohnt sich wirklich nicht.

«Ein echtes Sorry. Fünf Buchstaben», habe ich ihn gelobt und ihm sein Haar zerzaust.

In den Wochen zuvor, in denen Huberts Zustand sich verschlechtert hatte, glaubte außer mir niemand daran, der alte Hubert würde zurückkehren. Ich wünschte mir so sehr, dass Dinge, die früher möglich waren, wieder möglich werden konnten. Kleinigkeiten wie Kreise in die Tageszeitung malen oder Schlecht-Wetter-Dialoge, aber auch große Dinge wie ein ordentliches Vergiftungsszenario oder ein Ausflug ans Ufer. Ich dachte, wenn Ewa jeden Tag für Hubert betet, darf man auf Wunder hoffen. Ist das nicht der Sinn vom Beten? Ich war sozusagen fürs Hoffen zuständig, während die anderen behaupteten, es ginge mit Hubert steil bergab.

«Kein Kranker mit Demenz wird besser», versuchte Ewa mich mit einem überraschend gut formulierten Satz auf das Schlimmste vorzubereiten. Dass es wirklich schlimm um Hubert stand, wurde mir erst an jenem Mittwoch vor fünf Wochen klar, als er aus den Schuhen kippte, während ich neben ihm stand. Es hob ihn aus wie einen Baum, der gefällt wurde. Das war sein Zusammenbruch. In wenigen Sekunden war alle Hoffnung verloren. Mittlerweile kommt es mir naiv vor, dass ich tatsächlich glaubte, er würde noch einmal ganz der Alte. Naivität ist das Recht der Jugend, behauptet mein Klassenvorstand.

Der Gedanke an die Dementoren war naheliegend, weil mir während Huberts Zusammenbruch ein kalter Schauer über den Rücken lief. Außerdem kam es mir bei seinem Anblick tatsächlich so vor, als würden magische Wesen die Seele aus seinem Leib saugen. Und wir? Wir standen daneben und konnten nichts dagegen tun. Kein Verband, keine Salbe, nichts würde helfen. Es war aus und vorbei, der Anfang vom Ende. Nichts war mehr halb so schlimm. Seither ist Huberts Blick leer. Übrig gebliebenen ist sein funktionsfähiger Körper, der von Ewa gepflegt wird. Als wäre Hubert zu Hause, dabei sind die Dementoren mit seiner Seele längst über alle Berge. Trotzdem komme ich täglich vorbei und schaue, ob Hubert da ist.

Ewa hat Thymiansalbe angerührt und Huberts Brust und Rücken damit eingerieben. Wenn sie ihn dreht, klopft sie mit ihren Fingerkuppen auf seinen Rücken.

«Von unten nach oben, auf Knochen nicht», sagt sie. Das soll den Schleim lösen, der sich wegen dem Rumliegen sammelt.

«Ewa ist vom Fach», sage ich, «du bist in guten Händen.» Muss schrecklich sein, wenn man denen nicht vertraut, die an einem herumwerkeln. Laut Ewa ist seine Lunge, weil er nur mehr liegt, nicht gut durchlüftet.

«Atem ist wichtig», sagt sie, trommelt auf ihrer Brust herum und will, dass ich mitmache.

«Dafür bin ich zu jung», sage ich und denke an Fußbäder. Alle zehn Minuten kommt sie, legt ihre flache Hand auf seine Stirn und nickt.

«Hände und Füße wie neu», sagt sie und zeigt auf seine kurz gefeilten Nägel. Alles easy. Kein Tohuwabohu. Er ist zu schwach.

«Was macht man mit einem Sterbenden?», frage ich, als Ewa und ich am Küchentisch sitzen.

Ewa seufzt, gibt zwei Löffel Zucker und Zitronensaft in ihren Schwarztee und rührt um. Dafür, dass sie schon viele Sterbende betreut hat, überlegt sie ziemlich lange. Ich nippe an der Teetasse und horche, ob ich von drüben etwas höre. Obwohl Huberts Zustand seit Tagen unverändert ist, gebe ich noch immer nicht auf. Ich male mir aus, wie ich den Raum betrete und er mir zuwinkt oder mich anlächelt. Oder noch besser: Er sitzt am Bettrand und baumelt mit den Beinen. Ewa hat erzählt, sie habe das schon mal erlebt. Eine sterbende Frau habe sich an den Bettrand gesetzt, aus eigener Kraft, einfach so, einen Tag vor ihrem Tod.

«Soll fein haben», antwortet sie hundert Jahre später auf meine Frage.

Das leuchtet mir ein. Was mir jedoch nicht einleuchtet, ist, dass Hubert jetzt ein Sterbender sein soll. Es fühlt sich unwirklich an. «Wir befinden uns in der Unwirklichkeit», sage ich zu Ewa, «soll ich dir das aufschreiben, für deine Pinnwand?»

61

An Tagen, an denen ich nicht im Einsatz bin, gehe ich trotzdem hoch. «Nur für ein paar Minuten», sage ich zu Mama.

«Schon wieder?», fragt sie.

Oben angekommen, lege ich meinen Arm um Ewa und drücke mich an sie. Ewa steht auf Umarmungen. Sie braucht das. Meist versucht sie, mich mit Kuchen oder frisch gebackenem Hefezopf in die Küche zu locken.

«Hast du Kakao mit Sahne?», frage ich.

Ewa erzählt, der Nachtfalter kreise um das Pflegebett, stelle täglich dieselben Fragen und bringe heute Abend die Vorhänge zurück, die sie zum Waschen mitgenommen hat.

«Was soll man dazu sagen», sage ich. Umso wichtiger, dass ich Ewa in die Arme nehme. Wir alle bekommen zu wenig von dem, was wir bräuchten. Ich frage mich, warum das so sein muss und ob es nicht einfacher wäre, wenn jeder ausspricht, was er braucht.

Den Tag mit einem Sterbenden zu verbringen, stelle ich mir schwierig vor. Wie soll die Zeit vergehen, wenn nichts passiert, obwohl Ewa mit ihrem Wissen und ihrem Salbenkoffer viele Möglichkeiten hat. Trotzdem, Arbeiten wie Essen eingeben oder zur Toilette begleiten, fallen weg. «Was machst du die ganze Zeit?», frage ich.

«Beten für Hubert. Höre Radio. Schaue fern, für mein Deutsch», zählt sie auf, «und wenn Schnee, paar Minuten Schneeschaufeln mit Hausmeister. In Polen ...»

«Ich weiß», unterbreche ich sie, «in Polen zählt gute Nachbarschaft.»

Betrachte ich Hubert, wie er daliegt, entdecke ich nur mehr wenig von seiner Persönlichkeit: Sein Räuspern und Hüsteln oder von Zeit zu Zeit ein grimmiger Ausdruck. Man muss ihn gekannt haben, um ihn jetzt noch zu finden. Und man muss wissen, was er früher mochte oder nicht mochte, um nicht Gefahr zu laufen, alles falsch zu machen.

«Jeder Mensch hat Würde», sagt Ewa. So gesehen liegt der Nachtfalter mit Plan A völlig richtig. Unvorstellbar, Hubert müsste jetzt in eine Pflegeeinrichtung oder in ein Krankenhaus und würde auf Typen wie Möllner treffen. Jeden Tag fühlt sich das Vorbeikommen anders an. So routiniert ich zuvor war, so unsicher fühle ich mich jetzt, aber davon erzähle ich niemandem.

«Das Beste ist, wenn River zu Besuch kommt», sage ich, als Kevin wissen will, wie es mit Hubert so läuft. Der Nachtfalter hat organisiert, dass Nina und River jeden zweiten Tag kommen. Mit meiner Vermutung habe ich richtiggelegen. Ewa hat durchgesetzt, dass Nina ihre Küche nicht mehr betreten darf.

«Bisher war ich die Heldin», erkläre ich Kevin, «aber mit Rivers Samtpfoten kann ich nicht mithalten. Hast du mal an Hundepfoten gerochen? Die riechen wie Karamell!»

Jetzt ist River der Held. Er legt sich zu Hubert ins Bett

und tröstet den Nachtfalter. Man kann sagen, er ist zum richtigen Zeitpunkt hier aufgekreuzt.

Allein die Vorstellung, wie ich von Huberts Tod erfahren werde, stresst mich. In Gedanken probe ich den Ernstfall:

Ich sperre die Wohnungstür auf und spüre, dass Hubert tot ist.

Der Nachtfalter ruft mich an und erklärt mir umständlich, dass Hubert tot ist.

Ewa ruft mich an, heult, bringt kein Wort heraus und ich weiß, dass er tot ist.

«Schick mich nach Hause, wenn es so weit ist», sage ich zu Ewa.

«Ich hätte es gut noch ein paar Jahre mit dir ausgehalten», sage ich zu Hubert und rüttle leicht an seiner Schulter. Als könnte ich ihn wach rütteln. Ich stütze meine Ellbogen auf die Matratze, lege meinen Kopf in die Hände und rücke nah an ihn heran. Ich beobachte jede Regung, nehme meinen Haargummi vom Handgelenk und binde einen Rossschwanz, damit meine Haarspitzen ihn nicht kitzeln. Ich stupse mit dem Zeigefinger gegen seine Nase. Keine Reaktion. Wenn Hubert ein Sterbender ist und das hier der nahende Tod, dann war ich noch nie so nah dran, am Tod.

Ich schließe die Augen und versuche wahrzunehmen, was nun anders sein soll. Ich fühle die Nähe zu Huberts Körper, höre seine Atemzüge, gedämpfte Signale von entfernten Einsatzfahrzeugen, das Zuschlagen des Deckels vom Müllcontainer im Innenhof. Kurz überlege ich, ob es eine Verbesserung für Hubert wäre, wenn ich seinen Oberkörper mit einer Strickjacke zudecke, aber ich will Ewa nicht kränken. Bei dem Gedanken an seine Strickjacke denke ich an die voll geräumten Kleiderschränke nebenan. Das Beste wird sein, der Nachtfalter spendet die Sachen an die Altkleidersammlung. Dann weiß niemand, dass die Sachen von Verstorbenen sind. Ein Fremder wird Huberts Strickjacke und eine Fremde Rosalies Staubmantel tragen.

Ewa unterbricht meine Gedanken: «Gehe Kiosk. Okay?»

«Nein, warte», sage ich, «hör mal!»

Ewa schaut mich vorwurfsvoll an.

«Sorry, aber es klingt, als würde der Wasserspiegel in seiner Lunge steigen.»

«Normal», sagt sie und ist verschwunden.

Nachdem wir allein sind, frage ich: «Darf ich?», und suche Huberts Kopf und Körper nach kalten Stellen ab. Er reagiert nicht. Seine Sinne träumen stumpf dahin. Ewa hat ihm, fürsorglich, wie sie ist, zwei Paar Wollsocken übereinander angezogen. Trotzdem sind seine Füße kalt. So kalt, dass man glauben könnte, er stirbt portionsweise. Auch seine Finger, die Nasenspitze, seine Ohrläppchen – alles unterkühlt.

«Ein Körper, der sich nicht bewegt, kühlt aus», sage ich, «das leuchtet doch ein. Das ist nichts für dich, Hubert!» Ich taste nochmals nach seiner Nasenspitze: unverändert.

Sind wir allein, experimentiere ich. Ich darf das. Er selbst hat mir die Erlaubnis dafür gegeben. Bei unserem zweiten oder dritten Treffen hat Hubert behauptet, die

Jugend müsse experimentieren, weil die Menschheit sonst nicht vorankomme. Im Grunde habe ich in den darauffolgenden Monaten nie etwas anderes gemacht. Man könnte sagen, bei allen Herausforderungen, die wir gemeistert haben, habe ich experimentiert. Ich habe es so und so und andersherum versucht, so lange, bis sich die Situation verbessert hat. Ich nehme die Rotlichtlampe, die Ewa für ihre Nackenverspannungen verwendet, und beleuchte den guten Hubert. Maximal zehn Minuten pro Areal, bis sich die betreffende Stelle gut durchwärmt anfühlt. Für die Rotlichtbestrahlung stecke ich drei Verlängerungskabel aneinander. So habe ich einen guten Radius. Wie eine Taschenlampe richte ich das Rotlicht auf Hubert. Die Empfehlung auf Google lautet, dreißig Zentimeter Abstand einzuhalten.

«Tut gut, die Wärme», sage ich und denke, dass jemand die Rotlichtlampe auf Mamas Herz richten sollte. Ich versuche zu spüren, an welcher Stelle Hubert das Rotlicht als Nächstes haben möchte. Zuvor mache ich die Vorhänge zu, damit die gegenüber nicht reinglotzen oder die Polizei rufen.

62

«Wenn du mich hörst, dann drück meine Hand, Hubert.» Nichts tut sich. Ich gehe in die Garderobe, hole den Autoschlüssel, lege ihn in seine Handfläche und beuge seine Finger so, als würde er den Schlüssel halten. Die Finger lösen sich und der Schlüssel entgleitet ihm. Wie sollen wir wissen, was ihn beschäftigt, wenn er nicht spricht? Vielleicht macht er sich Gedanken um die Fritzstraße oder um seine Sparbücher oder er wartet auf Rosalie. Und wir? Wir sitzen hier herum, kümmern uns um seinen Körper und haben keine Ahnung, was in ihm vorgeht. Ich hole den Flakon von Rosalies Eau de Toilette und sprühe einen Spritzer auf das Lagerungskissen in seinem Nacken.

Auch das mit den Berührungen ist schwierig. Er kann mich weder mit Bewegungen noch verbal abwehren. Wie soll ich wissen, ob es ihm recht ist, berührt zu werden? Trotzdem gehe ich davon aus, dass ich das meiste richtig mache. Kevin würde sagen: «Wenn einer weiß, wie Hubert tickt, dann du.»

«Wir machen es so», sage ich und nehme seine Hand in meine, «ich gehe davon aus, dass du mich hören kannst. Der Gehörsinn bleibt am längsten erhalten. Sterbende hören und riechen sogar intensiver, steht im Internet.»

Ich stocke, weil ich ja gar nicht weiß, ob ihm bewusst ist, dass er stirbt. Unsere Ethik-Professorin würde daraus sofort ein Fallbeispiel machen. Meine ganze Klasse würde genauso versagen wie ich. Verunsichert flüstere ich und spreche langsam Wort für Wort: «Ewa – sagt – dein – Leben – endet. – Stimmt – das?» Ich stelle mir vor, wie Hubert mir zuzwinkert. Und da wir nicht im Ethik-Unterricht sind und das hier nicht die Schule, sondern die Lebensschule ist, wie Oma sagen würde, rede ich einfach weiter: «Schau, Hubert, die Vorteile liegen klar auf der Hand. Das mit der Aktivierung hat sich erledigt. Niemand wird dich mehr fragen, welche Farbe Kirschen haben und welches Tierbaby zu welcher Mutter gehört. Damit werden sie dich endlich in Ruhe lassen.»

Früher konnte ich Hubert ansehen, wie er drauf war. Standen seine Schultern tief oder die Augenbrauen nah beisammen, wehrte er Berührungen ab und reduzierte seine Worte auf ein Minimum, dann war es besser, ihm aus dem Weg zu gehen. Sehe ich ihn jetzt an, habe ich keine Anhaltspunkte. Er liegt in diesem idiotischen Bett, so, wie Ewa ihn gelagert hat. Seine Augen sind geschlossen oder er schaut ins Leere. Tanze ich vor seinem Gesicht herum, fixiert er mich nicht. Sein Blick endet irgendwo im Nirgendwo. «Dort will ich auch hin», sage ich.

Im Drei-Minuten-Takt schwanke ich zwischen Weinen und Gelassenheit. In dem einen Moment fühlt es sich an, als wäre das Rennen gewonnen. Im nächsten Moment kommt mir Huberts Sterben wie eine Niederlage vor. Als wäre alles verloren. Genau genommen kann ich nicht sagen, wie ich empfinde. So, wie ich nicht weiß, ob ich überfordert bin. Vielleicht kommt mir der Gedanke auch nur, weil Mama über mich sagt, ich sei überfordert. «Ich bin ein Kind», sage ich zur schwarzen Krähe und lobe meinen Humor, «ich möchte mit jemandem reden, ich möchte mit niemandem reden. Ich brauche Hilfe. Kevin braucht Hilfe, Mama braucht Hilfe. Der Nachtfalter braucht Hilfe. Such dir was aus.»

63

Die Entscheidung zu gehen, fällt mir mit jedem Mal schwerer. Wie soll man wissen, ob alles gesagt ist oder ob es noch etwas zu sagen gibt? Ewa hat es einfacher. Sie pflegt Hubert nach Plan, macht ihr Ding und alles ist safe. Ich weiß nicht mal, ob es wichtig oder unwichtig ist, dass ich da bin, und ehrlich gesagt, weiß ich gar nicht, ob ich hier richtig bin oder ob Mama recht hat und der Nachtfalter hier sitzen sollte, am Sterbebett ihres Vaters, wie sie betont, in einem Tonfall, als wäre sie Richterin in den Vereinigten Staaten. Fehlt nur der Hammer, mit dem sie auf den Tisch schlägt.

Bevor ich nach Hause gehe, mache ich einen Spaziergang durch die Wohnung, wasche meine Hände, lausche, ob Ewa zurückkommt und ahme Hubert nach. Ich betrachte die Möbel, die Bilder, die Räume, als würde ich alles zum ersten Mal sehen, als wäre ich eine Fremde in einer fremden Wohnung. Ich taste über Flächen und fühle mich Hubert verbunden. All das mache ich für ihn, jetzt, da seine Kraft nicht mehr ausreicht, um aufzustehen.

Als mein Blick auf ein paar Briefsendungen auf dem Küchentisch fällt, kommt mir eine Idee. Ich greife wahllos nach einem der Briefe und setze mich an Huberts Bett: «Stell dir vor, heute früh ist Post gekommen, von der Stadt Bregenz. Ein Brief an dich, vom Bürgermeister unterschrieben.» Ich lege meine Hand auf seine und im selben Moment rührt mich die Erinnerung, als Hubert draußen am See meine Hand genommen hat. Für Sekunden schließe ich die Augen, sehe das Ufer, die Trauerweide, höre die Möwen und fühle einen Schmerz, der unbeschreiblich tief geht. Ich spanne die Augen weit auf, trockne mit meinem Sweater die Tränen von meinem Gesicht und richte mich auf.

«Soll ich vorlesen, was da steht?» Ich streiche über seinen Unterarm. «Meine Stimme, sorry», sage ich, «also, hör gut zu. Da steht: Lieber Herr Raichl, die Stadtwerke Bregenz GmbH dankt Ihnen für Ihre langjährige Tätigkeit als Bademeister in unseren Badeanlagen. Stets haben wir Ihre Zuverlässigkeit und kollegiale Art wertgeschätzt. Während Ihrer Tätigkeit über vier Jahrzehnte ist in Ihrer Anwesenheit nie ein Kind ertrunken. Dies möchten wir anerkennend hervorheben. Hochachtungsvoll, Ihr Bürgermeister.»

Ich lege meine Hände an seine Wangenknochen, frage mich, wie wenig er noch wiegt, und sage: «Hast du gesehen? Ewa hat nasse Handtücher aufgehängt, weiße und rote. Sieht hübsch aus, dein letztes Zeltlager. Polen. Österreich.»

Der Hausarzt hat alle Tabletten abgesetzt. Hubert bekommt jetzt ein Schmerzpflaster, das Ewa jeden dritten Tag wechselt. Auf das Pflaster schreibt sie das Datum, die Uhrzeit und sie wechselt es exakt nach zweiundsiebzig Stunden. Sie erklärt, dass der Umgang mit Suchtgift Sorgfältigkeit erfordert.

«Ein Vokabular hast du!», staune ich. Der Klingelton, den sie für den Pflasterwechsel eingestellt hat, erinnert an die Nulllinie eines Herzmonitors. «Jetzt übertreibst du, Ewa!», sage ich. Wirklich irritierend finde ich, dass Hubert nicht isst. Im Internet steht: Ein Sterbender spart Energie, indem er Essen und Trinken einstellt. «Ist das so?», frage ich Hubert. «Du bist doch der Meinung, dass die Natur alles regelt, stimmt's?», grüble ich, «wahrscheinlich hast du damit recht. Zudem sollte Sterben nicht anstrengend sein, das Leben ist anstrengend genug.»

Wenn Hubert es zulässt, fährt Ewa mit großen Wattestäbchen, die sie zuvor in Zitronenwasser taucht, in seinem Mund herum. Damit sie es nicht vergisst, stellt sie sich alle zwei Stunden einen weiteren Wecker am Handy. Und sie gibt Butterflocken in seinen Mund. Ich denke, dass ihm Streichwurst oder Zwiebelschmalz lieber wären. «Wer hat sich das alles ausgedacht?», frage ich.

Rein theoretisch, aber auch praktisch, könnte man Hubert alleine lassen. Es macht nicht den Anschein, als wolle er noch irgendwohin. Ich frage mich, ob er die Fritzstraße und seine Geschwister vergessen hat. Unruhig ist er nur, wenn Ewa ihn auf die andere Seite lagert. Er braucht dann einige Minuten, um sich zu beruhigen. Für diese kritischen Minuten habe ich mir einiges ausgedacht. Ich flüstere in sein Ohr, dass heute Mittwoch ist. Oder ich sage, dass heute nicht Freitag ist, oder ich erzähle, dass Rosalie nebenan ein Revers für das Sakko von Herrn Allgäuer pikiert, weil die Rosshaareinlagen, auf die sie seit Tagen wartet, endlich angekommen sind.

Oder ich erzähle Hubert, wie so oft, den Witz mit den Glühwürmchen: Klaus kämpft beim Zelten ständig gegen Mücken. Als es dunkel wird, kommen ein paar Glühwürmchen angeflogen. «Bloß weg!», ruft Klaus. «Jetzt suchen uns die Biester mit Taschenlampen.» Jahr für Jahr hat Hubert den Pfadfindern, die an einem Wochenende im August ihre Zelte im Strandbad aufschlagen durften, den Glühwürmchen-Witz erzählt. Das mit dem Witz weiß ich von Ulrich, einem Arbeitskollegen von Hubert, der vor Monaten hier zu Besuch war. Leider hat Hubert Ulrich nicht erkannt. Erzähle ich Hubert den Witz mit den Glühwürmchen, schließe ich die Augen und stelle mir die Pfadfinder im Strandbad vor. Ein leichter Wind. Eine laue Sommernacht. Die Pfadfinder in ihren Schlafsäcken. Eine Mondsichel am Sternenhimmel. Und ein braun gebrannter, lachender Hubert.

64

Bevor wir in die Küche gehen, möchte Ewa, dass wir für Hubert singen. «Gemeinsam alle», sagt sie streng.

«Ich kann nicht singen», murmelt Mama.

Ewa packt Mama am Oberarm und stellt sie neben die anderen Gäste. Ewa kennt die Texte. Wir anderen summen, mal mehr, mal weniger. Ewa singt von Hirten, Jubel und Freud und vom Messias, der geboren ist, und zur Krönung stimmt Ewa *Stille Nacht, heilige Nacht* an und jetzt singen alle mit. Ewa spricht ein Gebet in ihrer Muttersprache und bricht die Hostie. Jeder bekommt eine Ecke in die Hand gelegt. Genau genommen weiß keiner, was Ewa von uns erwartet, aber solange Ewa weiß, was Gott von ihr erwartet, ist alles gut. Die einzigen Worte, die ich verstehe und die Ewa mehrmals wiederholt, sind Jesus und Christus. Und weil das Ganze für mich eine Spur zu wild ist, grinse ich vor mich hin und bekomme von Mama einen strengen Blick verpasst.

Nachdem Ewa die Hostie verteilt hat, fällt alle Ernsthaftigkeit von ihr ab und freudestrahlend reicht sie jedem die Hand und wünscht das Beste für das neue Jahr. Wie praktisch, dass Ewa alles zusammenfasst.

In der klaren Brühe schwimmen Petersilie, Dill, Wacholderbeeren, Karottenstücke, Frühlingszwiebeln, Knollensellerie und Fischfilets. «Kabeljau», sagt Ewa, nimmt zwei Stielkasserollen vom Herd, «und für dich Zupa borowikowa, ist Steinpilzsuppe, oder Zupa pomidorowa, ist Tomatensuppe mit Reis!», sagt sie zu mir.

Die Pilze hat Ewa mit Wanda und Aleksandra im Sommer gesammelt. Nachdem es zwei Tage geregnet und der Wetterbericht für den folgenden Tag Sonne vorhergesagt hat, bat Ewa mich, beinahe auf Knien, Sonntagfrüh vor Sonnenaufgang zu kommen.

«Sonst noch was?», habe ich gefragt. Der Nachtfalter sollte nichts davon erfahren. Hubert würde noch schlafen. Auch Mama würde von nichts wissen, weil sie Samstagnacht bei Jürgen bleiben wollte. Und da Mamas Geburtstag bevorstand und ich total pleite war, nahm ich vierzig Euro für den Besuch vor Sonnenaufgang. Unmengen von Steinpilzen haben die drei geputzt, getrocknet und in Gläser gefüllt.

«Wer soll die alle essen?», wollte ich wissen.

«Für Not», war Ewas Kommentar.

«Welche Not?», habe ich gefragt.

Fünf Leute, sechs Gedecke. Ewa erklärt, das sechste Gedeck sei für einen unerwarteten Gast, weil in Polen an Heiligabend niemand allein bleibt.

«Weihnachten ist das Fest der Liebe», sagt Ewa.

«Mega Satzbau», lobe ich sie.

Ewa hebt ihr Kinn und beginnt: «In Polen ...»

«Zählt Gastfreundschaft», unterbreche ich sie und kneife ihr liebevoll in die Wange.

So gut war die Puppenküche nie besucht. Rechts von mir sitzt Mama, was einem Wunder gleichkommt. Wie es Ewa geschafft hat, Mama an einen Tisch mit dem Nachtfalter zu bekommen, ist mir ein Rätsel.

«Hast du ihr Geld gegeben?», flüstere ich Ewa zu.

Links von mir sitzt der Nachtfalter, mir gegenüber ihr Sohn. Dass Huberts Enkel an Heiligabend hier auftaucht, damit hat niemand gerechnet. Gerne würde ich ihn fragen, ob er mir erklären kann, warum Würmchen nicht mehr kommt. Ich schaue in die Runde, vergleiche Augenbrauen, Lippen, Körperhaltung, überlege, welche Gesprächsthemen zur Sprache kommen könnten, und befürchte das Allerschlimmste.

Nach der Fischsuppe serviert Ewa Semmelknödel mit Pilzen und anschließend Kraut mit Zwiebeln und Pilzen und schenkt nach und nach Wein in die guten Kristallgläser. Ewa beobachtet, wie Huberts Enkel in ihrem Kraut stochert, während er an seinem Augenbrauen-Piercing dreht.

Um Ewa rasch abzulenken, klatsche ich in die Hände und erzähle von meiner Mitarbeitsüberprüfung in Geschichte: «Eine glatte Eins! Über die Anfänge der Entstehung der Demokratie in Griechenland.»

Ewa freut sich.

Alle essen viel zu viel. Die Stimmung entwickelt sich besser als erwartet. Während sich der Enkel und ich kaum zu Wort melden, reden Ewa, der Nachtfalter und Mama um die Wette. Das Geschnatter liegt ohne Zweifel am Weißburgunder.

Ewa erzählt von der Kindermette, von ihrem letzten Treffen mit Philipp und was sie unternehmen will, um ihr Online-Business anzukurbeln. Mama erzählt von

Weihnachten damals, als sie Kind war, und von Oma. Gleich darauf holt der Nachtfalter alte Alben aus dem Wohnzimmer und zeigt uns Fotos von Rosalie, während der Enkel gelangweilt am Handy Fortnite spielt, was meinen Verdacht, dass er nicht der Hellste ist, bestätigt. Zwischen den Erzählungen der anderen werfe ich Huberts Witz mit den Glühwürmchen ein.

«Mein Vater hat Witze erzählt?», fragt der Nachtfalter erstaunt.

Wäre Mama nüchtern, würde sie dem Nachtfalter vorwerfen, dass sie nichts, aber auch gar nichts über ihren Vater weiß. Verblüffend, welche Kapazitäten Wein hat, einen Weihnachtsabend zu retten. Als wir auf Würmchen zu sprechen kommen, berichtet der Enkel, dass Würmchen später Schwimmscheiben bekommen soll, weil Schwimmflügel definitiv out seien. Ich werfe einen Blick zur Tür, als bestünde Gefahr, Hubert könnte diesen Unsinn gehört haben. Und da eine Stimme in meinem Kopf sagt, dass man an Weihnachten niemandem den Kopf abreißt, lehne ich mich zurück und atme tief durch.

Danach erzählt der Nachtfalter, dass Würmchen vor Tagen problemlos bei ihr übernachtet hat, und weil sie problemlos betont und mehrmals wiederholt, denke ich an Omas Freundin und die Brucknerorgel. Irgendwann kommt die Sprache auf River. Der Nachtfalter und ich schildern die Aktion mit den Hundekeksen und weil Ewa Nina und River noch immer nicht leiden kann, versucht sie das Thema auf Kazimierz, das jüdische Viertel in Krakau, umzulenken. Und weil sich niemand für Kazimierz zu interessieren scheint, bricht sie mitten in ihrer Erzählung über Kazimierz ab, holt ihre Stricksachen und ihren Schminkkoffer und trinkt ein weiteres Glas Weißburgunder in einem Zug aus. Erst nachdem Ewa das Zopfmuster erklärt hat und alle außer mir und dem Enkel Schminktipps bekommen haben, frage ich, ob sich jemand für meine Note in der Mathe-Schularbeit interessiert. Augenblicklich ist es still. Sogar der Enkel hebt den Blick. «Für alle, die es interessiert, ich habe ein Genügend, und zwar ein Genügend plus und nicht nur ein Genügend minus.»

Ewa reißt die Augen auf und presst ihren Rosenkranz an die Brust. Der Nachtfalter springt auf, streckt mir die Hand entgegen, gratuliert und Mama lallt etwas von Wunder.

Als Ewas Wecker klingelt und sich Ewa wegen der Mundpflege entschuldigt, gehe ich mit ihr. Hubert liegt entspannt, mit geschlossenen Augen, wegen Heiligabend auf Hochglanz poliert, hineingebettet wie das Jesuskind in der Krippe. Sein Atem fließt ruhig. Kein Rasseln, kein Brodeln, nichts.

«Was ist hier los, Weihnachtsfriede oder was?», flüstere ich, streichle sanft über seine Stirn und wünsche ihm eine frohe Weihnacht. Als Ewa rausgeht, gönne ich mir zwei Minuten mit Hubert allein und versuche mich an seine Stimme zu erinnern. Und weil mich die Tatsache, dass er nicht mehr spricht, total traurig stimmt, denke ich rasch an sein Schmerzpflaster, das ihm bestimmt Flügel verleiht, und flüstere in sein Ohr: «Lass los, Hubert. Vor dir liegt eine lange Reise.»

65

Drei Tage nach Heiligabend behauptet Ewa, Hubert mache Pausen beim Atmen.

«Jeder braucht mal Pause», sage ich.

Von Zeit zu Zeit berührt Ewa im Vorbeigehen meine Hand oder meinen Arm und schenkt mir einen warmen Blick. Ewa und ihre liebenden Augen, denke ich. Ach, Ewa! «Nicht einfach», sagt sie und wischt eine Träne in den Ärmel. Für mich sind Ewas Berührungen genau richtig. Nicht zu wenig. Nicht zu viel. Ewa ist eben ein Profi. Wir wechseln nur wenige Worte. Irgendwie ist alles gesagt.

Ich gehe ans Fenster, vergrabe meine Hände in den Hosentaschen, lege in Gedanken einen Kreis aus Walnusshälften und fülle ihn mit Vanillekipferln. Kekse kann er nun keine mehr essen und Silvester wird er nicht erleben, glaubt Ewa zu wissen. Ich fühle mich schlecht. Ich fühle mich gut. Ich weiß nicht, wie ich mich fühle, das trifft es am ehesten. «Das war's, Herr Bademeister», murmle ich und schaue auf einen traurigen Himmel vor dem Fenster. Noch ein gemeinsamer Sommer, das wär's gewesen. Man sieht es Hubert an, dass er sich jetzt nicht mehr hochrappeln wird. Dieses Mal nicht.

«Kann schnell Spar?», fragt Ewa.

«Geh ruhig», sage ich, beuge mich zu Hubert und sage

ihm, dass Ewa zum Einkaufen geht. Dass der Nachtfalter bei der Mammografie ist, sage ich ihm nicht. Hubert hat genug erlebt.

«Falls es den Tunnel mit dem Licht gibt, dann mach dich auf die Socken», flüstere ich in sein Ohr, das nach Ringelblume riecht. Jetzt, da wir allein sind, lege ich, während die Rotlichtlampe seinen Rücken wärmt, das Tonband vom Wettschwimmen ein: «Und in der Zielgeraden, Markus Simma. Und der neue Jugendmeister heißt Markus Simma. Applaus.» Keine Reaktion. Ich drehe das Band ab.

«Kann ich denn gar nichts für dich tun?», sage ich. «Ich würde dich so gern hier rausbringen, runter an den See.»

Ich beobachte, wie sich sein Brustkorb hebt und senkt, und versuche mich an seine letzten Worte zu erinnern und mit einem Mal weiß ich, dass viele Fragen offenbleiben. «Du bist der Bademeister, ich bin der Fragemeister», erkläre ich und streiche die Bettdecke glatt. Das mit dem faltenfrei scheint abzufärben.

River ist wirklich das Beste, was Hubert in seinen letzten Tagen passieren konnte. Ganz einfach deswegen, weil ihm alles andere nichts bringt. Was nutzen ihm vierzehn verschiedene Salben und eine Tochter, die keine fünf Minuten ruhig sitzen bleibt. Und meine Geschichten? Fraglich, ob sie ihn überhaupt noch erreichen. Weder weiß ich, ob er meine Worte hört, noch wie viel er davon versteht.

Mit River ist das etwas ganz anderes. «Hubert, dein Joker kommt», sage ich, wenn River sich dem Pflegebett nähert. «Applaus, Applaus», sage ich zu River. «So schön, dass ihr da seid», sage ich zu Nina.

Nina hebt River vorsichtig aufs Bett, gibt ihm ein Leckerli und River kuschelt sich nah an Hubert. Nina nimmt Huberts Hand und legt sie auf den Hund. River wartet ab, bis Nina nickt, erst dann legt er den Kopf zwischen seine Pfoten. Und dann dauert es nur wenige Sekunden und es entspannt sich alles im Raum. Es fühlt sich richtig an, richtiger als alles andere, was wir gemeinsam mit Hubert erlebt haben. Ein wenig wie damals in der Küche, als ich das Wasser und das Ave-Maria der Schwamm war. Nein, es fühlt sich besser an, sogar viel besser.

Ist River da, ist alles wie verwandelt. Hubert atmet ruhig und zuckt, brodelt und stöhnt weniger. Und der Nachtfalter? Sie bleibt am Bett ihres Vaters sitzen, manchmal eine halbe Stunde lang. Sie krault Rivers Fell, weint, lächelt, seufzt. Als hätte sie verstanden, dass es jetzt nichts mehr zu tun gibt und es völlig genügt, einfach nur da zu sein. Und Ewa? Ewa schmollt.

Was Atempausen bedeuten, habe ich gegoogelt. Kein gutes Zeichen. Manchmal überlege ich, ob ich Hubert sagen soll, wie sehr ich ihn mag. Man hört ja immer wieder von Hinterbliebenen, dass sie bereuen, das eine oder andere nicht getan oder gesagt zu haben, aber auf eine Art denke ich, wenn ich mich nicht verabschiede, bleibt er noch ein paar Stunden. Ich kann es nicht erklären, aber ich bin dankbar für jede Stunde, die er noch da ist.

«Wie oft haben wir deine Arbeitsschuhe gesucht? Wie oft wolltest du in die Fritzstraße?», sage ich und deute nach draußen. Ich nehme einen Stuhl und setze mich ans Fenster. Da draußen liegen die Fritzstraße, das Strandbad und Huberts Vergangenheit, sagt eine Stimme in meinem Kopf und ich denke, wie dankbar ich für all die Stimmen bin, weil es schwer sein muss, so etwas allein durchzustehen. «Du wirst sehen, bestimmt fällt dir der Name deiner Mutter ein, sobald du tot bist», sage ich, gehe zurück ans Bett, suche nach seinem Puls am Handgelenk und finde ihn nicht. Behutsam lege ich meine Wange an seine. «Ach, Hubert», seufze ich. Wie ein spitzer Berg ragt seine Schulter zwischen den Kissen hervor. «Hubert?», flüstere ich, «kannst du mich mitnehmen?» Ach, Linda, male ich mir seine Stimme aus. Ich schließe die Augen, fühle eine XXL-Geborgenheit, wie ich sie bisher nicht kannte, und sehe Hubert weggehen, in seinen Arbeitsschuhen, unter den Arm geklemmt einen original BEMA-Schwimmflügel. «Vergiss dein Cappy nicht», rufe ich ihm nach.

66

Als Nina und River am nächsten Tag vor unserer Tür stehen, weiß ich es. Ich gehe in die Knie, weil meine Knie nachgeben. Mein Herz schlägt bis zum Hals. Meine Kehle ist trocken, schlucken unmöglich. Meine rechte Hand greift nach meinem linken Handgelenk und hält sich daran fest. Ich stelle mir Huberts Gesicht vor, sehe seine Augenbrauen eng aneinanderrücken und denke an die Dementoren, weil es mir vorkommt, als fließe gerade die Kraft aus meinem Körper. Wie unheimlich, denke ich.

«Es geht mir gut», sage ich und streife Ninas Hand weg, als sie mich berührt. River legt seinen Kopf auf meinen Oberschenkel. «Ach, River», seufze ich, grabe meine Finger in sein Fell, nehme einen tiefen Atemzug und blicke ins Treppenhaus. Tonlos zähle ich die Stufen, eins, zwei und höre Huberts Stimme: drei, vier. Wenn es nichts mehr zu zählen gibt, denke ich, löse meine Hand aus Rivers Fell, richte mich auf und drücke mich kurz an Nina. Und während ich überlege, dass ich die beiden wahrscheinlich nie wiedersehe, verschwinden sie lautlos. Als wäre es tatsächlich eine Option, sich in Luft aufzulösen.

Da liegt er. Als würde er schlafen. Ich stelle mir vor, wie Hubert sagt: Wenn ihr wüsstet, und dann lasse ich mich darauf ein und winke in die obere rechte Ecke des Raumes. Als würde Hubert das Geschehen von dort aus beobachten. Dass das gut möglich sein kann, weiß ich aus Dokumentationen über Nahtoderfahrungen und dass er in seinem Körper nicht mehr ist, das spürt man. Was soll er dort noch? Jetzt braucht er seinen Körper nicht mehr, nichts davon. Schmeiß weg, die alten Knochen, denke ich. Auch das mit dem Herzschrittmacher hat sich erledigt. Mein Blick ruht auf Huberts Händen, aber ich traue mich nicht, sie anzugreifen. «Endlich frei», flüstere ich und stelle mir vor, wie Hubert den blauen Himmel entlangspaziert und lässig mit seinem Arbeitsschuh gegen einen Stern tritt. Die Vorstellung lässt mich lächeln und mein Lächeln löst eine Träne. Eine Träne, die fällt und am Boden aufschlägt, und ich stelle mir vor, wie Kevin das mit Adrians Ausrüstung aufnimmt.

Ewa hat seinen Kiefer hochgebunden.

«Nicht sehr hübsch», sage ich.

«Kiefer klappt sonst auf», erklärt sie.

«Wenn du das sagst.» Ich gehe ans Fenster, beobachte die vorbeiziehenden Wolken und hole meine Erinnerung hervor, wie Hubert wegen River lacht. Das Rezept für Hundekekse war ganz einfach, erinnere ich mich. Gleich darauf kommt mir in den Sinn, wie ich damals unten bei den Briefkästen mit Huberts Tochter stand. Niemals hätte ich es für möglich gehalten, dass mir ihr Vater in wenigen Wochen so richtig ans Herz wachsen würde.

Ewa erzählt, dass River bis zuletzt nah an Huberts

Körper gelegen hat und Hubert ganz ruhig eingeschlafen sei.

«Dann ist es ja gut», sage ich und drücke Ewa einen dicken Kuss auf die Stirn. Ewa greift nach meiner Hand, zieht mich an sich und dann umarmen wir uns. Und in dem Moment, als ich denke: Wie gut, dass Ewa da ist, rinnen Tränen über meine Wangen, und als eine Stimme in meinem Kopf sagt, dass das hier kein Drei-Tages-Tief ist, kommen Töne aus mir heraus, die bestimmt nichts mit mir zu tun haben, und obwohl ich schluchze und ein paar wirre Sätze von mir gebe, als stünde ich hier stellvertretend für Hubert, lächle ich, weil es sich trotz allem wie ein gutes Ende anfühlt.

Zwei Tage wird Hubert im Wohnzimmer aufgebahrt. Wie Ewa das durchgesetzt hat, ist mir schleierhaft. In den Stunden, in denen der Nachtfalter da ist, räumt Ewa allen Schnickschnack weg. Sobald der Nachtfalter gegangen ist, liegt Hubert umrandet von Blumen, Kerzen und Heiligenbildern. Die Abbildung der Schwarzen Madonna liegt auf seiner Brust. Alle paar Stunden schaue ich bei Hubert vorbei.

«Warum denn das?», fragt Mama.

«Solange er noch da ist», sage ich.

Als Ewa mir sagt, dass Hubert in einer halben Stunde abgeholt wird, flüchte ich ans Ufer. Ich muss nicht zwingend dabei sein, wenn Hubert das Haus verlässt. Der See liegt still. Die ganze Zeit über male ich in meiner Vorstellung Kreuzzeichen in das Blau des Himmels. Irgendwo schreit ein Kleinkind. Irgendwo bellt ein Hund.

67

Als ich aufwache, weiß ich es sofort: Sonntag. Silvester. Hubert ist vor drei Tagen gestorben. Willkommen in der Unwirklichkeit, sage ich zu mir selbst. Die Leuchtziffern des Radioweckers zeigen 09:10 Uhr an. Ich liege im Bett, schließe nochmals die Augen, weil ich meinen Traum, in dem Enten durchs Wohnzimmer schwammen, nicht loslassen will. Ich drehe mich auf die Seite und schubse *Tschick* von meinem Nachtkästchen. Als stünden Buchreferate nicht auf dem Lehrplan. Mein leerer Magen schmerzt. Camilla springt aufs Bett. Immer noch halte ich die Augen geschlossen. Ich mag es, wenn ihr Schnurren näher kommt und lauter wird. Gleich wird sie sich an meine Wange schmiegen. Eins. Zwei. Drei. Jetzt.

Der Klingelton überrascht mich. Ich greife nach dem Handy und schaue aufs Display: *Sara*. Das Klingeln hält an. Sonntagmorgen, was kann sie um diese Tageszeit von mir wollen?, denke ich und blicke durch das Fenster auf einen leuchtenden Himmel.

«Sara?», frage ich.

«Linda?», höre ich ihre Stimme.

«Ja», antworte ich.

«Es tut mir leid», sagt sie. Ich höre ein Schnäuzen und dann ein Geräusch, als würde sie Luft in kleinen Stößen ein- oder ausatmen. «Weinst du?», frage ich.

«Es tut mir leid», wiederholt sie und während ich überlege, wie ich Sara beruhigen könnte, sagt sie: «Linda, Schatz, es tut mir so leid.»

Beinahe sage ich ihr, dass sie sich wiederholt, aber irgendetwas hält mich davon ab.

Und dann sagt sie: «Kevin ist tot.»

«Nein, nein», sage ich, «Hubert ist tot.»

«Nein, mein Liebes. Kevin! Kevin ist tot», wiederholt sie.

Kurz überlege ich loszulachen, aber im selben Moment realisiere ich, dass niemand solche Scherze macht. Ich kneife in meinen Oberschenkel und halte das Handy von mir weg. Als ließen sich ihre Worte dadurch ungeschehen machen. «Linda! Linda!», höre ich ihre Stimme, die fremd und anders und verzweifelt klingt. Und als mir dämmert, was hier geschieht, denke ich an ducken, verstecken, wegrennen und fühle, dass nichts von all dem möglich ist. Ich sitze reglos, atme schnell, schneller als sonst, warte, was geschieht, und halte noch immer das Handy von mir weg.

Ich denke an unseren Streit am Schulweg und höre Kevin rufen: Linda, komm zurück, und in dem Moment, als ich denke: Kevin, komm zurück, beginne ich den Schmerz zu fühlen. Der Schmerz beginnt irgendwo in meiner Vergangenheit, irgendwo in meiner Kindheit, irgendwo außerhalb von mir und endet in meiner Magengrube. Als boxe mir jemand mit voller Wucht in den Magen. Und ich ringe nach Luft und wenige Sekunden später ist der Schmerz in meinem ganzen Körper.

Wie ferngesteuert laufe ich in Richtung Küche. Jürgen und Mama sitzen händchenhaltend am Tisch und ich denke: Sehr gut! Drehen wir die Zeit zurück. Alle sind am Leben. Alle gehen zur Arbeit, in die Schule, auf den Wochenmarkt. Ich überlege, ob ich mich neben Mama oder Jürgen setzen soll. Etwas in mir denkt Sonntag, Silvester, Sonntag, Silvester. Wortlos setze ich mich neben Jürgen, und einen Atemzug später kippe ich um, wie Hubert am Tag seines Zusammenbruchs, wie ein Baum, der gefällt wird.

Am darauffolgenden Tag sitzt Sara abends in unserem Wohnzimmer. Sie sagt, Kevin sei von einem Fels gesprungen, in der Tiefe aufgeschlagen und sofort tot gewesen. Sie holt einen Brief aus ihrer Handtasche und streckt ihn mir entgegen. Ich zögere, greife danach und lese auf dem Kuvert:

Für meine einzige Freundin Linda.

In den kommenden Stunden halte ich den Brief in den Händen, im Glauben, jeden Moment aufzuwachen. Ich weine und weine und es fühlt sich nicht so an, als würde ich je wieder damit aufhören können. Jetzt verstehe ich, warum ich für ihn beten sollte, und auch das Treffen am Ufer verstehe ich. Alles, was ich einzufädeln versucht habe, um ihm eine kostbare Erinnerung zu hinterlassen, ist nun ein Geschenk an mich selbst. Nicht ich, sondern Kevin hat sich verabschiedet. Fragmente, die sich zu einem Bild zusammenfügen.

Ich halte seinen Brief an meine Lippen und flüstere: «Wir gleichzeitig Lebenden sind füreinander von geheimnisvoller Bedeutung.»

Da ist sie, denke ich, über mir, die Wolke.

EIN JAHR SPÄTER

Bisher habe ich Kevins Brief nicht geöffnet. Ich habe genug über Abschiedsbriefe gegrübelt und weiß, dass sie niemandem nutzen. Sein Brief liegt in der untersten Schreibtischlade, unter der Schachtel mit den Bauernhoftieren, die ich von Oma zum fünften Geburtstag geschenkt bekommen habe. Da liegt er gut – Kevins Brief.

Ich mache es wie Hubert. Ich schmeiße alles in einen Topf: Menschen, Jahreszeiten, Ereignisse, rühre einmal um und alles ist gut. Alle leben und nie ist jemand gestorben. Keiner fehlt. Man darf die Realität nicht so nah an sich heranlassen.

Ich weiß nicht, warum, aber ab dem Zeitpunkt, da Hubert und Kevin weg waren, hatte mein Leben plötzlich einen Sinn, nur, weil ich noch da war. Je mehr wegbrach, desto mehr hatte ich das Gefühl, alles zusammenhalten zu wollen. Und je mehr Tage verstrichen, desto klarer wurde mir, dass ich gar nicht sterben will. Von allen Stimmen in meinem Kopf ist mir Huberts Stimme die liebste. Ich liebe Freibadlärm. Ich liebe Geschichten. Täglich esse ich fünf Walnusshälften und wenn mir danach ist, lege ich einen Apfel aufs Fensterbrett. Oft sitze ich am Boden, neben Huberts Polstersessel, auf dem jetzt Camilla thront, schließe die Augen und wähle Himmel.

Anfang des Jahres, als Huberts Enkel die Wohnung räumte, klingelte der Nachtfalter an unserer Tür. Würmchen versteckte sich hinter ihrer Oma.

«Willst du ihn?»

«Wen?», fragte ich.

«Na, den Polstersessel.»

«Den Polstersessel?», fragte ich erstaunt.

«Er steht im Kellerabteil, also?»

Klar wollte ich ihn. Nichts wollte ich lieber.

Jeden Sonntag gehe ich hoch zu dem Fels, von dem Kevin gesprungen ist, um herunterzuschauen.

«Ich bin dir nicht böse», flüstere ich. Wenn ich dort stehe, reden alle Stimmen in meinem Kopf durcheinander. Ich ignoriere sie, lege die Hand über meinen Säbelzahntiger, schließe die Augen, fühle meinen Herzschlag und frage mich, ob wir es hätten verhindern können. Dann sage ich mir, dass im Leben das eine zum anderen führt und alles ineinanderspielt. Zufälle durchkreuzen Pläne. Pläne verhindern Zufälle. «Sich Vorwürfe zu machen bringt nichts», sage ich zu Sara, wenn wir uns in Kevins Höhle eine Funghi teilen. Sara hat Kevins Zimmer so belassen, wie es war. Nur die Rechenzentrale hat Jürgen zum Bauhof gefahren.

Dass ich letztlich von meinem Plan abgekommen bin, hat mehrere Gründe. Ich kann Mama nicht allein lassen. Wer soll ihr sagen, was gut für sie ist? Zudem verbringt

Sara gerne Zeit mit mir und auch die Jungs im Erdgeschoss brauchen mich. Eine Woche nach Huberts Tod sind Adil, Salim, Hamoudi und Enis mit ihrer Mutter eingezogen, unten in der kleinen Zweizimmerwohnung. Sie stammen aus Syrien. Ihr Vater wurde vor ihren Augen erschossen. Ich lerne Deutsch mit ihnen, ist mein neues Hobby.

«Superschlaue Jungs hast du», sage ich zu Frau Farhan, «bestimmt werden sie Ärzte, Anwälte, Richter.» Die Jungs sind vier, sechs, acht, zehn Jahre alt. Wie die Orgelpfeifen, hätte Oma gesagt. Dem Ältesten habe ich erzählt, dass meine einzigen Freunde tot sind.

«Verstehe», hat er gesagt.

Dass ich Ewa heute im Wald treffe, grenzt an ein Wunder. Im vergangenen Jahr habe ich Ewa nur fünfmal gesehen, zweimal davon zufällig beim Einkaufen, aber das zählt nicht. Ewa war A mit den Vorbereitungen auf ihre Hochzeit beschäftigt, B musste sie häufig nach Polen zu ihrer Mutter reisen, weil Ewas Vater noch vor der Hochzeit verstorben war, und C trennt Ewa sich nur ungern von ihrer zweiten Hälfte. C gibt sie nicht zu, aber es ist so. Manchmal stelle ich mir vor, wie die vielen Verstorbenen aus Ewas Herz ausziehen mussten, damit sich Philipp darin richtig ausbreiten konnte. Das mit den Vorbereitungen für Ewas Hochzeit, das hat sich richtig gelohnt, weil das Fest hammergeil war. Wobei Ewa die ganze Zeit über Tränen wegtupfen musste, weil ihr Vater nicht dabei sein konnte.

Das grüne Zimmer ist weiß. Als ich sie erblicke, wird mir warm ums Herz. Endlich! Ewa in voller Montur: Schneestiefel, Schal, Ohrenschützer. Ich gehe ihr entgegen. Der Schnee knirscht unter meinen Schuhen.

Ewa packt mich an den Schultern und weint.

Ich befreie mich und sage: «Ewa, schau! Alles dran.»

Sie holt eines von Huberts Stofftaschentüchern aus ihrer Manteltasche und schnäuzt sich die Nase.

«Du hast die Taschentücher bekommen?», frage ich.

«Ja, alle», sagt sie, «und Geschirrtücher, Kristallgläser, Stabmixer, Bettwäsche, Bügelbrett, alles.»

«Das freut mich für dich. Weißt du, dass ich den Polstersessel bekommen habe?», sage ich stolz und lege meinen Arm um sie. «Und wie hast du das ausgehalten, so viele Wochen bei deiner Mutter?»

«In Polen ...», beginnt Ewa.

«Ehrt man seine Eltern», spreche ich den Satz zu Ende. «Und jetzt bist du wieder ein Ganzes, das ist doch schön, oder?»

Ewa zieht ihre Mundwinkel bis zu den Ohrenschützern.

«Und was machst du außer Küssen?»

Ewas Wangen laufen rot an.

«Ich gehe zur Arbeit», antwortet sie.

«Du arbeitest?», frage ich überrascht.

«Ja, im grünen Zimmer.» Jetzt lacht sie.

«Im grünen Zimmer? Wie das?»

«In der Waldspielgruppe, Montag bis Freitag, vier Stunden, jeden Vormittag. Wir sind zwei Betreuerinnen für sieben Kinder, vier Mädchen, drei Jungen», erzählt sie.

«Du sprichst fehlerfrei», lobe ich sie.

«Ich lerne von den Kindern und von Philipp.»

«Und was strickst du gerade?», will ich wissen.

«Eine Tagesdecke für unser Schlafzimmer.» Und dann bleibt Ewa stehen, öffnet ihren Rucksack und nimmt eine hellblaue Tupperdose heraus.

«Was hast du da?», frage ich neugierig.

«Apfelkuchen, Linda!»

«Lass schauen, lass schauen», dränge ich.

Sie öffnet die Dose und hält mir den Kuchen unter die Nase. Meine Augen fallen zu. Und dann tanzt der Geruch durch mein Hirn und Ewa durch mein Herz.